Kohlhammer

Anil Batra
Gerhard Buchkremer

Nichtrauchen!

Erfolgreich aussteigen in sechs Schritten

2., aktualisierte und erweiterte Auflage

Verlag W. Kohlhammer

2., aktualisierte und erweiterte Auflage 2008

Alle Rechte vorbehalten
© 2006/2008 W. Kohlhammer GmbH Stuttgart
Gesamtherstellung:
W. Kohlhammer Druckerei GmbH + Co. KG, Stuttgart
Printed in Germany

ISBN 978-3-17-020549-9

Inhalt

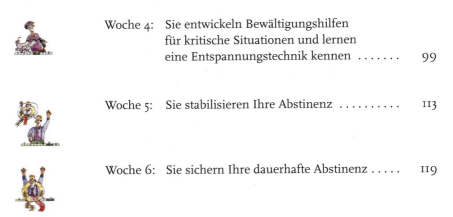

Vorwort

Gesundheit ist zwar nicht alles,
aber ohne Gesundheit ist alles nichts.

(Arthur Schopenhauer)

Liebe Leserin, lieber Leser,
herzlichen Glückwunsch zu Ihrem Vorhaben, das Rauchen aufzugeben!

Sie haben sich entschlossen, das Rauchen aufzugeben, weil Sie die negativen Folgen des Rauchens nicht länger in Kauf nehmen möchten. Vielleicht sind es einige der folgenden unangenehmen Konsequenzen des Rauchens, die Ihren Wunsch, Nichtraucher bzw. Ex-Raucher zu werden, unterstützt haben:

- die hohen Gesundheitsrisiken
- die verminderte körperliche Leistungsfähigkeit
- die Wahrnehmung der Abhängigkeit
- die beträchtlichen Kosten
- das beeinträchtigte Geschmacks- und Geruchsempfinden
- die sinkende gesellschaftliche Akzeptanz des Rauchens

Mit diesem Selbsthilfeprogramm können Sie Ihr Ziel, Nichtraucher zu werden und zu bleiben, erreichen.

Wenn in diesem Programm oft von den negativen Auswirkungen des Rauchens berichtet wird, so nicht, um Ihnen Angst zu machen, sondern um Ihnen die Vorteile eines gesunden und genussreichen Lebens vor Augen zu führen.

Um Ihre ureigenste Entscheidung, Nichtraucher zu werden, zu festigen, und Ihnen den Weg zur Abstinenz zu erleichtern, bedarf es vor allem der stetigen Bewusstmachung der Vorteile des Nichtrauchens. Der Weg zur Abstinenz wird Ihnen dann lohnender erscheinen. Sonst besteht die Gefahr, dass körperliche und psychische Entzugserscheinungen Ihren festen Entschluss, Nichtraucher zu werden, wanken lassen.

Lesen Sie daher dieses Tabakentwöhnungsprogramm aufmerksam!

Das Programm hat sich in zahlreichen wissenschaftlichen Studien als erfolgreiche Entwöhnungsmethode erwiesen. Es berücksichtigt den kör-

perlichen und psychischen Aspekt der Abhängigkeit von der Zigarette.
Viele Fachleute haben es entwickelt, getestet und laufend bei der Verbes-
serung mitgewirkt.

Wir wünschen Ihnen bei Ihrer Tabakentwöhnung viel Erfolg!

Tübingen, im Herbst 2006   Anil Batra
                                              Gerhard Buchkremer

Liebe Leserin, lieber Leser,

seit dem Erscheinen der 1. Auflage im März 2006 haben sich einige
Neuerungen für die (entwöhnungswilligen) Raucher ergeben: So haben
zum einen die neuen Nichtraucherschutzgesetze viele Raucher in ihrer
Motivation zur Tabakentwöhnung gestärkt, zum anderen hat die Einfüh-
rung eines neuen Medikamentes die therapeutischen Möglichkeiten
noch bereichert.
In der 2. Auflage haben wir diese neuen Entwicklungen berücksichtigt.
Wir hoffen, Sie mit unserem Ratgeber in Ihrem Entschluss, das Rauchen aufzugeben, weiterhin gut unterstützen zu können!

Tübingen, im Mai 2008   Anil Batra
                                              Gerhard Buchkremer

*Wir danken allen ehemaligen und aktuellen Mitarbeiterinnen und Mitarbei-
tern des Arbeitskreises Raucherentwöhnung an der Universitätsklinik für Psy-
chiatrie und Psychotherapie Tübingen für ihre Mithilfe.*

I Wissenswertes über das Aufhören

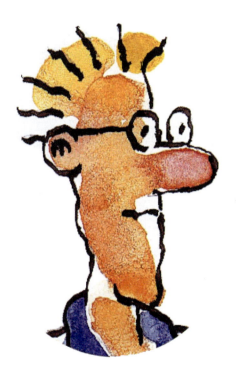

Etwas falsch machen, aber sich nicht bessern,
das erst ist der Fehler.

(Konfuzius)

1 Warum aufhören?

Rauchen und Krankheit hängen eng zusammen. Die gesundheitsschädlichen Wirkungen des Rauchens wurden mittlerweile in weltweit über 30 000 medizinischen Studien nachgewiesen.

Raucher leiden weitaus häufiger als Nichtraucher an folgenden Krankheiten:

- Krebserkrankungen von Lunge, Mundhöhle, Kehlkopf, Speiseröhre, Nieren, Blase, Darm
- Gefäßkrankheiten:
  - Arterienverkalkung und Durchblutungsstörungen:
    - Herzkranzgefäße (Herzinfarktgefahr)
    - Hirngefäße (Schlaganfall)
    - Arterien der Gliedmaßen (»Raucherbein«)
- Erkrankungen der Lunge: Lungenentzündung, Bronchitis, Lungenemphysem (übermäßige Erweiterung der Lungenbläschen)
- Magen- und Zwölffingerdarmgeschwüre

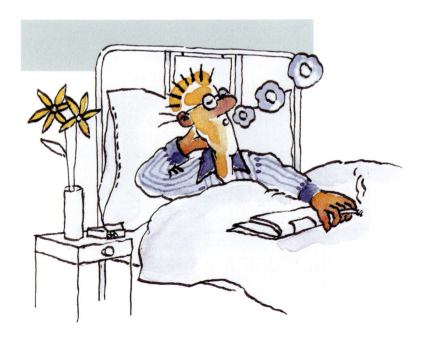

Mit dem Rauchen sind zudem vielfältige weitere Risiken verbunden:

- Rauchende, werdende Mütter gefährden Wachstum und Entwicklung ihres ungeborenen Kindes.
- Durch »Passivrauchen« (das ungewollte Mitrauchen durch Nichtraucher in Gegenwart eines Rauchers) nehmen Erwachsene und Kinder gesundheitsschädliche Stoffe auf. Sie entwickeln ein höheres Risiko für Krebs und Gefäßkrankheiten.

Wie hängt das Rauchen mit diesen Erkrankungen zusammen?

Im Tabakrauch sind etwa 4 000 verschiedene Stoffe enthalten. Dazu gehören auch Schadstoffe wie zum Beispiel Kohlenmonoxid, Benzol, Schwermetalle und Nitrosamine. Die Schadstoffe im Tabakrauch schädigen in erster Linie die Atemwege, die Lunge, das Herz, den Kreislauf, das Gefäßsystem und können Krebs bedingen.

Durch die im Tabakrauch enthaltenen Teere verkleben die Schleimhäute der Atemwege und der Lunge, beide können sich nicht mehr selbst reinigen. Die Lunge versucht sich durch den Hustenreflex zu helfen, es kommt zum Raucherhusten. Gleichzeitig sind die verklebten und geschädigten Schleimhäute sehr viel anfälliger für Infekte, deswegen entwickeln viele Raucher eine chronische Bronchitis. Langfristig können alle diese Schädigungen zusammen zu bösartigen Zellveränderungen in der Lunge führen. Es entsteht Lungenkrebs.

Die Schadstoffe im Tabakrauch schädigen darüber hinaus massiv das Herz-Kreislauf- und das Gefäßsystem. Regelmäßiges Rauchen behindert die Sauerstoffaufnahme in das Blut, dies muss das Herz durch vermehrte Arbeit ausgleichen. Die Herzfrequenz erhöht sich, körperliche Anstrengung führt zu Kurzatmigkeit oder sogar Atemnot. Darüber hinaus führen die Schadstoffe im Tabakrauch zu Ablagerungen in den Blutgefäßen und damit zu einer gefährlichen Verengung der Gefäße (Arteriosklerose). Betroffen sind die Herzkranzgefäße (darum haben Raucher ein höheres Herzinfarktrisiko), die Gefäße des Gehirns (das Schlaganfallrisiko erhöht sich) sowie die Gefäße an Armen und Beinen (Durchblutungsstörungen in den Gliedmaßen).

Das im Tabakrauch enthaltene Nikotin ist zwar für die Entwicklung der Abhängigkeit der entscheidende Faktor, ist aber für die genannten körperlichen Folgeschäden nicht unmittelbar verantwortlich.

Der legendäre Marlboro-Cowboy hieß mit bürgerlichem Namen
Wayne McLaren. McLaren rauchte nicht nur für Werbespots,
sondern auch privat etwa 30 Zigaretten pro Tag.
Er starb nicht sehr werbewirksam an Lungenkrebs.

Haben Sie dies bereits gewusst?

Die sogenannten »Tabak-assoziierten Gesundheitsschäden« treten häufig erst nach langer Zeit, oft erst nach Jahrzehnten auf.

Durch das Rauchen gefährdet der Raucher nicht nur seine eigene Gesundheit, sondern auch die Gesundheit der Menschen, die sich regelmäßig in der Umgebung des Rauchers aufhalten. Der Raucher inhaliert vom Rauch seiner Zigarette nämlich nur ein Viertel, den sogenannten Hauptstromrauch. Der überwiegende Teil ist der sogenannte Nebenstromrauch, der von der glimmenden Zigarettenspitze zwischen den Zügen in die Umgebung abzieht und von den umgebenden Personen passiv mitgeraucht wird. Der Nebenstromrauch enthält z.T. weit höhere Schadstoffkonzentrationen als der Rauch, den der Raucher selbst einatmet. Die Konzentration krebserregender Substanzen ist bis zu 130-mal höher als im Hauptstromrauch. Wissenschaftliche Untersuchungen belegen, dass das »Passivrauchen« unzweifelhaft zu negativen Auswirkungen auf die Gesundheit führt.

- In Deutschland sterben jährlich ca. 140 000 Menschen an den Folgen des Zigarettenrauchens.
- Statistiker haben berechnet, dass jede Zigarette die Lebenserwartung eines Rauchers um durchschnittlich fünfeinhalb Minuten verkürzt.

Möglicherweise waren Ihnen diese geschilderten Zusammenhänge schon bekannt und Sie haben trotzdem nicht mit dem Rauchen aufgehört. Vielleicht hatten Sie Bedenken, ob Sie es wirklich schaffen können oder ob Sie den Verzicht leisten wollen?

Damit stehen Sie nicht alleine da. Obwohl die meisten Raucher von den Risiken wissen, die sie durch das Rauchen eingehen, hören sie nicht auf zu rauchen. Die Gesundheitsrisiken werden verdrängt oder bewusst eingegangen.

Welches sind aber nun Ihre Gründe, die Sie bisher davon abgehalten haben, mit dem Rauchen aufzuhören?

Was hält Sie bislang davon ab, mit dem Rauchen aufzuhören?

Überprüfen Sie selbst, ob vielleicht einige der folgenden Bedenken, das Rauchen aufzugeben, für Sie zutreffen. Blättern Sie hierzu die folgenden Seiten durch. Sie finden auf jeder Seite ein Argument, weiterzurauchen. Notieren Sie Ihr Gegenargument darunter.
Fällt Ihnen nichts ein?
Dann schauen Sie auf die darauf folgende Seite, vielleicht hilft Ihnen unsere Antwort etwas weiter.

Ich rauche schon
so lange.

Meine Gesundheit
ist deswegen sowieso
schon ruiniert.

Ich kann nichts mehr
tun, um die Gefahr von
Gesundheitsschäden
abzuwenden.

Das stimmt nicht, weil ...

Je früher Sie mit dem Rauchen aufhören, umso geringer ist Ihr Risiko für Folgekrankheiten. Trotzdem lohnt es sich, mit dem Rauchen aufzuhören, auch wenn Sie schon lange rauchen.

Die Rauchfreiheit verbessert Ihre Lebensqualität und Ihr gesundheitliches Befinden auch noch nach Jahrzehnten stetigen Tabakkonsums!

Die Schädigungen des Gefäßsystems können sich auch nach langem Rauchen wieder zurückbilden. Nach längerer Abstinenz liegt das Erkrankungsrisiko nicht viel höher als bei gleichaltrigen Personen, die niemals geraucht haben.

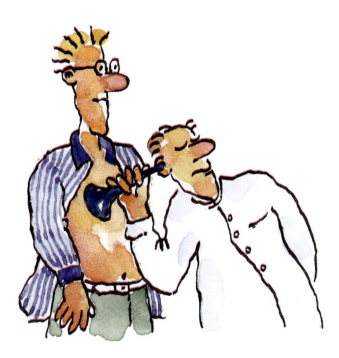

Körperliche Veränderungen nach Beendigung des Rauchens

Die amerikanische Krebsgesellschaft hat die kurz- bis langfristigen körperlichen Veränderungen bei einem durchschnittlichen Raucher (ein
Päckchen pro Tag) vom Zeitpunkt des Rauchstopps an aufgelistet:

- **Nach 20 Minuten:** Puls und Blutdruck sinken auf normale Werte, die
  Körpertemperatur in Händen und Füßen steigt auf die normale Höhe.
- **Nach 8 Stunden:** Der Kohlenmonoxidspiegel im Blut sinkt, der Sauer-
  stoffspiegel steigt auf normale Höhe.
- **Nach 24 Stunden:** Das Risiko, einen Herzinfarkt zu bekommen, geht
  schon von diesem Zeitpunkt an leicht zurück.
- **Nach 48 Stunden:** Die Nervenenden beginnen mit der Regeneration.
  Geruchs- und Geschmacksorgane verfeinern sich. Sie können wieder
  besser riechen und schmecken.
- **Nach 2 Wochen bis 3 Monaten:** Der Kreislauf stabilisiert sich. Die Lungenfunktion verbessert sich.
- **Nach 1 bis 9 Monaten:** Hustenanfälle, Verstopfung der Nasen-Neben-
  höhlen und Kurzatmigkeit gehen zurück. Die Lunge wird allmählich
  gereinigt, indem Schleim abgebaut wird. Die Infektionsgefahr verringert sich und körperliche Energiereserven werden mobilisiert.
- **Nach 1 Jahr:** Das Risiko einer Koronarinsuffizienz (Sauerstoffmangel
  des Herzmuskels) sinkt auf die Hälfte des Risikos eines Rauchers.
- **Nach 5 Jahren:** Das Risiko, an Lungenkrebs zu sterben, verringert sich
  fast um die Hälfte. Das Herzinfarktrisiko sinkt in einem Zeitraum
  zwischen 5 und 15 Jahren auf das eines Nichtrauchers. Das Krebsrisiko
  von Mundhöhle, Luft- und Speiseröhre ist nur noch halb so groß wie
  bei einem Raucher.
- **Nach 10 Jahren:** Das Lungenkrebsrisiko ist weiter gesunken. Es ist
  nicht mehr höher als bei einem Nichtraucher. Zellen mit Gewebsver-
  änderungen, die als Vorstufe eines Krebses aufzufassen sind, werden
  ausgeschieden und ersetzt. Das Krebsrisiko von Mundhöhle, Luft- und
  Speiseröhre, Harnblase, Nieren und Bauchspeicheldrüse sinkt.
- **Nach 15 Jahren:** Das Risiko eines Herzinfarktes ist nicht höher als das
  eines Nichtrauchers.

> *Viele Ärzte rauchen selbst und sind somit ein schlechtes Vorbild.*

> *Rauchen kann nicht so schlimm sein, wenn sogar Ärzte rauchen.*

Das stimmt nicht, weil ...

_____

_____

_____

_____

_____

_____

_____

_____

_____

_____

_____

_____

_____

_____

_____

Auch Ärzte rauchen, dies ist richtig. Und Apotheker rauchen, und Politiker rauchen, und Intellektuelle rauchen, und Lehrer rauchen...
Die Sucht macht vor niemandem Halt. Auch nicht vor denen, die doch so genau Bescheid wissen müssten. Und doch sind sich die meisten Raucher der Gefährlichkeit ihres Tuns bewusst. Wie viele davon würden gerne endlich aufhören zu rauchen? Zum Aufhören gehören zweierlei: Eine starke Motivation bzw. Entschiedenheit, diesen Schritt nun umzusetzen, sowie die Fähigkeiten und Kenntnisse, die Abhängigkeit von der Zigarette zu überwinden.

Aber: Auch wenn Ihr Arzt oder Ihr Apotheker es selbst noch nicht geschafft hat, mit dem Rauchen aufzuhören, kann er Ihnen trotzdem als kompetenter Ratgeber zur Seite stehen. Vielleicht kann sich Ihr Arzt gerade deswegen ganz gut in Ihre Situation einfinden und Ihnen gute Verhaltenstipps geben. Es ist hier so wie im Sport: Nicht jeder gute Trainer ist auch ein guter Spieler.

Ich bin weniger gefährdet, weil ich eine teer- und nikotinarme Zigarette rauche.

Ich bin schon von filterlosen Zigaretten auf Filterzigaretten umgestiegen, jetzt ist alles nur noch halb so schlimm.

Das stimmt nicht, weil ...

_____

_____

_____

_____

_____

_____

_____

_____

_____

_____

_____

_____

_____

_____

Ein schwerwiegender Irrtum!
Der Körper nimmt sich, was er gewohnt ist!
Erfahrungen haben gezeigt, dass Umsteiger von starken auf leichte Zigaretten nachher mehr rauchen, tiefer inhalieren oder den inhalierten Rauch länger in der Lunge belassen, um die bisher gewohnte Nikotinmenge beizubehalten. Dabei werden dann entsprechend sogar mehr Schadstoffe in den Körper aufgenommen.

Also gilt: Auch eine »light«-Zigarette wird vom Körper nicht auf die leichte Schulter genommen. Sie inhalieren beim Rauchen von »light«-Zigaretten Kohlenmonoxid, das den Kreislauf schädigt, Teerstoffe, die die Lunge schädigen, Stoffe, die eine Krebsgefahr mit sich bringen usw.

Ich schaffe es nicht,
mit dem Rauchen auf-
zuhören, weil es meine
Willenskraft überfordert.

Ich habe es schon so
oft vergeblich versucht,
das hat bei mir alles
gar keinen Sinn.

Ich habe gerade so
viele andere Sorgen
am Hals, da ist mir
dies jetzt zuviel.

Das stimmt nicht, weil ...

Eine Raucherentwöhnung ist sicherlich nicht leicht.
Ein Rückfall gehört in den Erfahrungsschatz eines jeden Rauchers und
so widersprüchlich es klingt: Die Erfahrung, wie schwer es ist, auf das
Rauchen zu verzichten, ist sogar wichtig, um langfristig die Sucht ablegen zu können. Der Weg zur Abstinenz ist kein lauschiger Spaziergang,
sondern eher ein Hürdenlauf. Aber viele Millionen Raucher haben diese
Hürden übersprungen und sind heute wieder Nichtraucher. Warum sollten gerade Sie eine Ausnahme sein?

Der Tipp: Beginnen Sie Vorhaben, die Sie für nötig erachten, baldmög-
lichst! Schieben Sie unangenehme Angelegenheiten nicht vor sich her.
Eine Sache, die man vor sich herschiebt, wird erfahrungsgemäß nicht
leichter! Verschaffen Sie sich jetzt den Genuss, es geschafft zu haben,
obwohl es schwer war.

Wenn ich aufhöre zu rauchen, nehme ich zu und werde zu dick.

Das stimmt nicht, weil ...

_____

_____

_____

_____

_____

_____

_____

_____

_____

_____

_____

_____

_____

_____

_____

_____

Nun, das mit der Gewichtszunahme kann stimmen: Es kann tatsächlich sein, dass Sie wie die meisten Raucher während der Entwöhnungsphase ein paar Kilo zunehmen.

Dies rührt einerseits daher, dass das Nikotin die Stoffwechselvorgänge künstlich beschleunigt. Es ist also ganz natürlich, dass Sie bei unverändertem Essverhalten ein paar Kilo an Gewicht zulegen, weil das Nikotin in der Zigarette bewirkt hatte, dass Ihr Kalorienverbrauch höher war als bei einem Nichtraucher mit vergleichbarem Essverhalten.

Andererseits haben viele Raucher in der Phase der Entwöhnung ein stärkeres Verlangen nach Süßigkeiten. Die Gefahr ist groß, nach dem Verzicht auf die Zigarette das »Suchtverhalten« in veränderter Form aufzunehmen: nur wird jetzt statt der Zigarette Süßes in den Mund geschoben. Dies kann durch die Tipps aus diesem Manual unterbunden werden. In Woche 3 erhalten Sie Ratschläge, wie Sie Ihre Ernährung so umgestalten können, dass Sie eine Gewichtszunahme nicht befürchten müssen. Auch eine vorübergehende Nikotineinnahme mittels Kaugummi, Tablette oder Pflaster kann Ihnen hierbei behilflich sein.

Zur Beruhigung: Meistens hat sich die Gewichtsproblematik einige Monate nach dem Ende der Entwöhnung wieder entschärft. Studien zeigen, dass Raucher nach etwa zwei Jahren das alte Gewicht wieder erreichen können. Bedenken Sie, dass im Übrigen eine Gewichtszunahme weit weniger schädlich ist als die Fortsetzung des Rauchens!

Ein Tipp: Sie können viel gegen eine ungewollte zusätzliche Kalorienaufnahme unternehmen: Denken Sie an die Möglichkeit, kalorienarme Getränke zu sich zu nehmen oder den Hunger »zwischendurch« mit Kaugummis oder kalorienarmem Obst oder Gemüse zu bekämpfen... Wir werden an späterer Stelle noch einmal auf dieses Thema zu sprechen kommen.

Rauchen entspannt mich, anders kann ich nicht arbeiten.

Wenn ich nicht rauche, werde ich gleich so nervös; das kann ich niemandem zumuten.

Das stimmt nicht, weil ...

Es trifft zu, dass Rauchen bei Stress entspannend wirkt und Nervosität reduziert.

Natürliche Entspannungsmethoden sind allerdings viel wirkungsvoller und gesünder. Es ist empfehlenswert, eine solche Entspannungsmethode begleitend zu diesem Entwöhnungsprogramm durchzuführen.

Ein Tipp: Erkundigen Sie sich bei Ihrer Volkshochschule oder Krankenkasse nach entsprechenden Angeboten. Meistens werden das Autogene Training oder ein Muskelentspannungsverfahren nach Jacobson angeboten. Beide sind sehr empfehlenswert.

In diesem Programm wird Ihnen das Muskelentspannungsverfahren nach Jacobson in Grundzügen vorgestellt. Nutzen Sie die Chance, dies später noch zu vertiefen und anzuwenden!

Rauchen macht abhängig

... um es vorwegzunehmen: Dies stimmt natürlich.

Von Dr. Karl Olov Fagerström, einem Psychologen und weltweit anerkannten Experten auf dem Gebiet der Tabakentwöhnung aus Schweden, wurde folgender Test entwickelt, um die Stärke der Abhängigkeit bei Rauchern zu messen.

Gehen Sie die Fragen einfach der Reihe nach durch und addieren Sie die Punkte, die auf Sie zutreffen – am Schluss finden Sie die Auswertung.

Fagerström-Test zur Ermittlung der Nikotinabhängigkeit

Wann nach dem Aufwachen rauchen Sie Ihre erste Zigarette?

Innerhalb von 5 Minuten	☐ 3 Punkte
Innerhalb von 6–30 Minuten	☐ 2 Punkte
Innerhalb von 31–60 Minuten	☐ 1 Punkt
Nach 60 Minuten	☐ 0 Punkte

Finden Sie es schwierig, an Orten, wo das Rauchen verboten
ist, das Rauchen sein zu lassen?

Ja	☐ 1 Punkt
Nein	☐ 0 Punkte

Auf welche Zigarette würden Sie nicht verzichten wollen?

Die Erste am Morgen	☐ 1 Punkt
Andere	☐ 0 Punkte

Wie viele Zigaretten rauchen Sie im Allgemeinen pro Tag?

Bis 10	☐ 0 Punkte
11–20	☐ 1 Punkt
21–30	☐ 2 Punkte
Mehr als 30	☐ 3 Punkte

Rauchen Sie am frühen Morgen im Allgemeinen mehr
als am Rest des Tages?

Ja	☐ 1 Punkt
Nein	☐ 0 Punkte

Kommt es vor, dass Sie rauchen, wenn Sie krank sind
und tagsüber im Bett bleiben müssen?

Ja	☐ 1 Punkt
Nein	☐ 0 Punkte

Gesamt   Punkte

Mit freundlicher Genehmigung von Priv.-Doz. Dr. Karl Olov Fagerström, Schweden

Wie viele Punkte haben Sie erreicht?

0–2 Punkte:
Dies spricht für eine geringe Abhängigkeit. Sie rauchen wenig oder nur bei besonderen Gelegenheiten. Trotzdem sollten Sie künftig auf das Rauchen verzichten. Oft gelingt es Rauchern in diesem Stadium noch, durch eine einfache Willensentscheidung auf das Rauchen zu verzichten, aber auch Ihnen kann diese »Anleitung zum Nichtrauchen« dabei behilflich sein, Ihren Vorsatz erfolgreich umzusetzen.

3–5 Punkte:
Bereits das Vorliegen einer mittleren Abhängigkeit geht mit einer höheren Rückfallwahrscheinlichkeit einher. Die Inanspruchnahme eines Entwöhnungsprogramms ist ratsam. Auch die Anwendung einer medikamentösen Unterstützung ist hilfreich. Sie sollten zudem dieses Buch zur Hilfe nehmen – Sie haben dann sehr gute Aussichten, dadurch langfristig rauchfrei zu bleiben.

6–7 Punkte:
Bei Ihnen liegt eine ausgeprägtere Abhängigkeit vor. Mit dem Auftreten von Entzugserscheinungen (Schlafstörungen, Konzentrationsstörungen, Nervosität, gesteigerter Appetit) ist zu rechnen. Durch die Beachtung der Tipps in diesem Manual können Sie auch diese Schwierigkeiten gut meistern. Der Einsatz von Entwöhnungshilfen zusätzlich zu diesem Manual ist dringend anzuraten. Arbeiten Sie dieses Programm sorgfältig durch!

8–10 Punkte:
Gleiches gilt für die sehr starke Abhängigkeit. Bei einer starken Abhängigkeit ist mit einer hohen Wahrscheinlichkeit mit Entzugssymptomen (s.o.) zu rechnen. Lassen Sie sich nie entmutigen, beherzigen Sie die Ratschläge in diesem Buch – arbeiten Sie das Programm sorgfältig durch! Auch Sie können die Abhängigkeit von Zigaretten überwinden! Verwenden Sie Entwöhnungshilfen, die sich bei starken Rauchern als effektiv erwiesen haben.

Stichwort »Medikamentöse Entwöhnungshilfen«

Ein Wort zu den medikamentösen Entwöhnungshilfen: Sowohl der Nikotin-Kaugummi, die Nikotin-Tablette, das Nikotin-Pflaster als auch der Wirkstoff Bupropion sind in Deutschland als Entwöhnungshilfen zugelassen, im Handel erhältlich und prinzipiell geeignet. Nähere Informationen zu den einzelnen Produkten und speziellen Vor- und Nachteilen erhalten Sie an späterer Stelle in diesem Manual.

Nichtrauchermotive

Haben Sie nun für sich klären können, warum es sich ausgerechnet für Sie lohnt, mit dem Rauchen aufzuhören?

Das Gefühl und das Wissen um die Stärke der Abhängigkeit lassen Sie besser vorbereitet in die ersten Tage der Abstinenz gehen.
Die wichtigste Voraussetzung jedoch ist die eigene Entschlossenheit auf der Basis von gut überlegten Argumenten.

Ist das Wissen um die Stärke Ihrer Abhängigkeit eine zusätzliche Motivation, das Rauchen endgültig aufzugeben?

Rekapitulieren Sie jetzt noch einmal Ihre Motive, das Rauchen aufzugeben und tragen Sie sie in die folgende Tabelle ein!

Meine Nichtrauchermotive:

_____

_____

_____

_____

_____

_____

Vielleicht treffen von den folgenden Gründen auch einige auf Sie zu, übernehmen Sie diese doch einfach in Ihre Tabelle:

- Ich vermeide Gesundheitsrisiken.
- Meine Lebenserwartung steigt wieder an.
- Meine sportliche Fitness verbessert sich.
- Mein Geruchs- und Geschmacksempfinden verfeinert sich.
- Nichtrauchen hat geringere Hautalterung zur Folge.
- Ich werde das Gefühl los, vom Rauchen abhängig zu sein.
- Der sklavische Zwang, zur Zigarette greifen zu müssen, ist für mich beendet.
- Meine Familie und Kollegen werden keinem Risiko durch »Passivrauchen« mehr ausgesetzt.
- Ich werde meiner Vorbildfunktion vor meinen Kindern/Angehörigen wieder gerecht.
- Ich spare Geld.
- Ich lasse mich durch Rauchregulationen nicht einengen.

Überdenken Sie jetzt auch noch einmal kritisch Ihre Gründe für das Weiterrauchen. Spricht immer noch manches gegen eine Abstinenz? Diskutieren Sie die kritischen Punkte ruhig auch einmal mit anderen Rauchern. Sie werden überrascht sein, wie viele Raucher mit dem Gedanken spielen, den Tabakkonsum aufzugeben und welche Gründe und Hemmnisse sie dafür nennen.

Wenn Sie schließlich zu dem Ergebnis gekommen sein sollten, es sei besser, den entscheidenden Schritt zum Nichtraucher jetzt zu wagen, versuchen Sie doch Ihre Antwort auf die Frage »Warum aufhören?« in einem prägnanten Satz zu formulieren. Darin sollte Ihr wesentlicher Beweggrund enthalten sein.

Schreiben Sie diesen Satz mit einem farbigen Filzstift auf einen großen Zettel und hängen Sie ihn beispielsweise an Ihre Wohnungseingangstür oder in das Badezimmer. So werden Sie täglich daran erinnert, warum Sie mit dem Rauchen aufhören wollen.

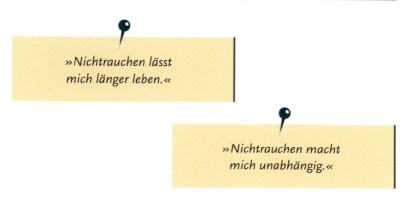

»Nichtrauchen lässt
mich länger leben.«

»Nichtrauchen macht
mich unabhängig.«

Formulieren Sie hier Ihren persönlichen Nichtrauchersatz:

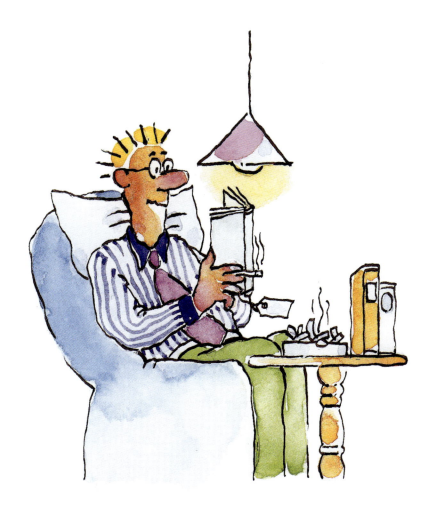

Ich wünschte, ich hätte mit allem früher angefangen.
Dann würde es länger dauern.

(Isabella Rosselini)

Bevor es richtig losgeht, wollen wir Sie ein wenig hinter die Kulissen blicken lassen. Die folgenden Seiten geben Ihnen wichtige Informationen zum Verständnis der »Tabakabhängigkeit« und zu den Behandlungsgrundlagen, denen ein Entwöhnungsprogramm wie dieses folgt.

Regelmäßiges Rauchen macht abhängig.

Dass dies so ist, haben Sie selbst wahrscheinlich schon oft bemerkt.

- Vielleicht, weil Sie in vielen Situationen ein starkes Verlangen nach einer Zigarette spüren, das erst verschwindet, wenn Sie sich eine angesteckt haben?
- Vielleicht daran, dass Sie mit schlechtem Gewissen rauchen und eigentlich lieber aufhören wollen?
- Vielleicht, weil Sie schon mehrfach versucht haben, aufzuhören, es aber nicht geschafft haben?
- Möglicherweise aber auch daran, dass Sie sich ganz einfach körperlich schlecht fühlen, wenn Sie längere Zeit nicht geraucht haben?

Was aber bedeutet Abhängigkeit von der Zigarette?

Wir können davon ausgehen, dass die Abhängigkeit zwei Komponenten hat. Einerseits eine psychische Abhängigkeit, die sich darin äußert, dass das Rauchen zu einer schwer verzichtbaren Gewohnheit geworden ist. Andererseits liegt dem Rauchverhalten auch oft eine körperliche Abhängigkeit zugrunde, die sich im Auftreten von Entzugserscheinungen bei Entwöhnungsversuchen zeigt.

Ein erfolgreiches Entwöhnungsprogramm sollte beide Teile der Abhängigkeit berücksichtigen, damit es Ihnen nicht so geht wie dem amerikanischen Schriftsteller Mark Twain, der einmal gesagt haben soll:

Das Rauchen aufzugeben ist nicht schwer.
Ich habe es über hundert Mal gemacht.

Das vorliegende Raucherentwöhnungsprogramm basiert auf einem Konzept, das die beiden Abhängigkeitsanteile getrennt behandelt. Es besteht aus einem verhaltenstherapeutischen Selbstkontrollprogramm (»Verhaltenstherapie«) und der Empfehlung für eine medikamentöse

Unterstützung. Diese steht mittlerweile wahlweise in Form von Nikotin-Kaugummi, Pflaster, Tablette oder Nasenspray zur Verfügung. Zugelassen ist außerdem in einigen Ländern, u.a. auch in Deutschland, wenngleich er hier nicht erhältlich ist, ein Nikotin-Inhalator.
Seit dem Jahr 2000 steht Bupropion zur medikamentösen Unterstützung zur Verfügung. Das jüngst zugelassene Medikament zur Tabakentwöhnung, Vareniclin, ist seit April 2007 auf dem Markt. Beide Medikamente sind rezeptpflichtig. Vor der Verordnung eines dieser Medikamente muss erst durch den Arzt sichergestellt werden, dass keine Gegenanzeigen gegen die Verwendung bestehen.
Die Empfehlungen zur medikamentösen Therapie sollen Ihnen Wege aufzeigen, um den körperlichen Entzug zu erleichtern. Das Wichtigste jedoch bleibt die langfristige überdauernde Verhaltensumstellung! Dieses verhaltenstherapeutisch aufgebaute Selbstkontrollprogramm hilft Ihnen, die psychische Abhängigkeit zu überwinden.

Zur psychischen Abhängigkeit

Zigarettenrauchen ist, wie die meisten unserer Lebensgewohnheiten, ein erlerntes Verhalten. Wie können Sie das feststellen? Beantworten Sie für sich einmal die folgenden Fragen:

Warum haben Sie mit dem Rauchen angefangen?

Vielleicht gehörten Sie als Jugendlicher zu einer Gruppe, in der es einfach wichtig war zu rauchen, um dazuzugehören. Vielleicht war es bei Ihnen zu Hause klar, dass man als »ordentlicher Mann« zu rauchen hat. Vielleicht haben Sie als junge Frau gerade deswegen angefangen zu rauchen, weil »es sich nicht gehörte« und deswegen besonders spannend war?

Und wie sieht es jetzt aus?

Wenn Sie sich beobachten, werden Sie feststellen, dass Sie in ganz bestimmten Situationen zur Zigarette greifen:
So kann z.B. das Treffen eines Freundes bei einem Stadtbummel die Lust auf eine Zigarette entfachen. Auch eine gemütliche Feierabend-

stimmung mit Fernsehen und Bier kann das Verlangen nach einer Zigarette auslösen. Häufig wird auch nach dem Essen geraucht, um sich wieder geistig mobil zu machen.

Es gibt eine große Fülle von Situationen, die das Rauchen auslösen können: Kinowerbung, Gespräche, Arbeit, Stress, Auto fahren, Geselligkeit, rauchende Freunde usw. Oft bewirken diese Situationen den Griff zur Zigarette, ohne dass es Ihnen auffällt. Diese Unbewusstheit und die große Mannigfaltigkeit von Situationen führen zu automatischem und scheinbar unkontrollierbarem Rauchen.

Rauchen wird auch deswegen zu einer zähen Gewohnheit, weil es meist kurzfristige positive Konsequenzen hat. Viele Raucher bewerten das Rauchen als genussreich, konzentrationsfördernd, entspannungsfördernd oder stressreduzierend.

Leider lassen wir uns in unserem Verhalten häufig von den kurzfristig angenehmen Folgen leiten und ignorieren die negativen Spätfolgen. Wir sind recht erfinderisch, wenn es darum geht, diese Auswirkungen unseres Verhaltens zu verdrängen oder zu verniedlichen. Deshalb wird so oft weitergeraucht, obwohl die gesundheitlichen Folgen zumeist bekannt sind.

Aus der Psychologie weiß man, dass kurzfristige positive Folgen auf ein gezeigtes Verhalten die Häufigkeit dieses Verhaltens erhöhen. Negative Konsequenzen führen hingegen zu einer Unterdrückung dieses Verhaltens.

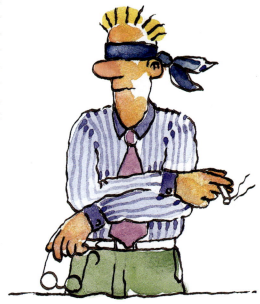

Ein Beispiel:
Wenn Sie an einen elektrisch geladenen Weidezaun fassen, werden Sie
dieses Verhalten künftig unterlassen.
Wichtig ist allerdings noch die zeitliche Beziehung des Verhaltens zu
den Konsequenzen. Kurzfristige Konsequenzen beeinflussen das Verhalten stärker als langfristige:
Die entspannende Wirkung einer Zigarette in einer Stresssituation ist
eine positive kurzfristige Konsequenz, die das Rauchverhalten stärker re-
guliert, als die langfristigen möglichen negativen Auswirkungen des
Rauchens wie z. B. Lungenkrebs.
Das folgende Beispiel soll Ihnen die Verkettung von Reiz, Rauchverhalten und Konsequenzen anschaulich machen:

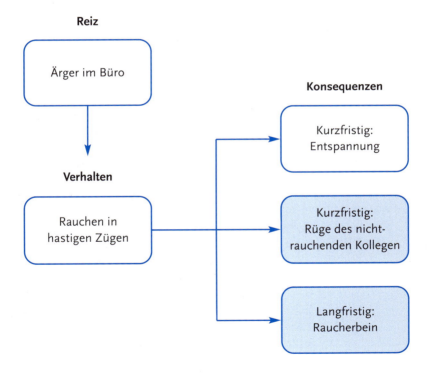

Wenn es uns gelingt, die beschriebenen Mechanismen unseres Verhaltens zu durchschauen, können wir das Rauchverhalten durch das Erlernen neuer Verhaltensweisen wieder ablegen. Das Rauchen wird »überlernt« bzw. das Nichtrauchen neu erlernt. Neue Verhaltensweisen und Fertigkeiten ersetzen die Funktion des Rauchens. Diese Erkenntnisse der Lernpsychologie sollen Sie sich in diesem Entwöhnungsprogramm zunutze machen.

Das Neulernen des Nichtrauchens erfolgt in drei Schritten:

1. Sie beobachten Ihr Rauchverhalten und werden sich Ihrer persönlichen Rauchsituationen bewusst:
   Wo rauche ich? Wann? Wie viel? Wann besonders? Warum gerade dann?
2. Sie bestimmen einen Termin, an dem Sie aufhören zu rauchen.
   Sie nutzen Ihre Beobachtungen aus Schritt 1 und überlegen sich Alternativen zum Rauchen in besonders schwierigen Situationen.
   Sie belohnen sich für Ihre Erfolge. So wird das Nichtrauchen gefördert. Der Weg zur Abstinenz wird für Sie auf diese Weise angenehmer. Es ist so wie bei einer Bergwanderung, bei der die beschwerliche Anstrengung deswegen gerne in Kauf genommen wird, weil man durch schöne Ausblicke, erquickliche Rastpausen und die Zufriedenheit, eine anstrengende Etappe geschafft zu haben, reichlich entlohnt wird.
   Das Neulernen des Nichtrauchens wird zusätzlich dadurch angeregt, dass Sie sich während der Entwöhnung immer wieder die von Ihnen erwarteten positiven Auswirkungen des Nicht-mehr-Rauchens vor Augen halten. Dies stärkt Ihre Entwöhnungsmotivation. Je größer Ihre Entwöhnungsmotivation, desto gewisser ist Ihnen der Erfolg!
   Des Weiteren lernen Sie, anstelle des Rauchens neue Verhaltensweisen einzusetzen, um einen gewünschten Effekt (z.B. eine Konzentrationssteigerung oder Entspannung) zu erreichen. Statt z.B. in einer Stresssituation zu rauchen, um sich zu entspannen, wenden Sie eine andere sinnvolle Entspannungsmethode an. Im Verlauf des Programms werden Sie Gelegenheit haben, eine Entspannungstechnik in ihren Grundzügen zu erlernen.
3. Sie lernen, wie Sie Ihre Abstinenz langfristig stabilisieren und mit möglichen Rückfällen konstruktiv umgehen können.

Zur körperlichen Abhängigkeit

Ihr Körper hat sich nach längerer Zeit des regelmäßigen Rauchens inzwischen an das Nikotin in den Zigaretten gewöhnt. Wenn Sie weniger rauchen bzw. abstinent geworden sind, werden Sie vielleicht für einige Zeit an Nikotinentzugserscheinungen leiden, die in der Regel nach einigen Tagen bis wenigen Wochen wieder abklingen. Diese Entzugssymptome, die bei allen Rauchern nach Nikotinentzug in unterschiedlicher Stärke auftreten, können den Entwöhnungsprozess allerdings erheblich erschweren.
Solche Entzugssymptome können unter anderem sein:

- Schlechte Laune oder depressive Verstimmungen
- Frustration, Ärger oder vermehrte Störbarkeit
- Angst
- Konzentrationsstörungen
- Unruhe
- Schlaflosigkeit
- reduzierte Herzfrequenz
- gesteigerter Appetit und Gewichtszunahme
- Verdauungsstörungen
- starkes Verlangen nach einer Zigarette

Solche Entzugssymptome halten an, während sich der Körper auf die neue Situation ohne Nikotin einstellt. Erfahrungsgemäß sind sie in den meisten Fällen nach zwei bis sechs Wochen überwunden.
Die nachfolgenden Empfehlungen zur Anwendung einer medikamentösen Entwöhnungshilfe sollen Ihnen helfen, diese Entzugssymptome möglichst leicht zu überwinden.

Der Einsatz von medikamentösen Entwöhnungshilfen

Dieses Programm ist nicht zwangsläufig mit dem Einsatz von Medikamenten verbunden. Dennoch sollten Sie über die Möglichkeiten einer medikamentösen Unterstützung informiert sein. Viele wissenschaftliche Untersuchungen haben belegt, dass der Einsatz von medikamentösen Hilfen die Erfolgsaussichten deutlich erhöht. Zur Verfügung stehen sogenannte Nikotinersatzmittel, Bupropion oder Vareniclin (in diesem Manual werden nur die Wirkstoffnamen bzw. Darreichungsformen verwendet, Produktnamen werden nicht benannt).

Beachten Sie bitte, dass für alle genannten Produkte gilt: Bei der Verwendung von Medikamenten sollte immer auch die dem jeweiligen Produkt beiliegende Gebrauchsinformation gelesen werden, da die nachfolgenden Angaben nicht vollständig sind.
Lesen Sie also vor der Anwendung unbedingt die Packungsbeilage und wenden Sie sich bei Fragen an Ihren Arzt oder Apotheker!

Im Folgenden werden die Wirkungsweise und die Anwendung von Nikotinersatzmitteln (Kaugummi, Pflaster, Tablette und Nasalspray) sowie Bupropion und Vareniclin beschrieben. Anschließend erhalten Sie Richtlinien, anhand derer Sie entscheiden können, welche der Möglichkeiten für Sie am besten geeignet ist.

Der Einsatz von Nikotin zur Milderung der Entzugssymptome

Um eine erfolgreiche Entwöhnung zu gewährleisten, müssen neben den psychischen Komponenten der Abhängigkeit auch die körperlichen Komponenten berücksichtigt werden. In diesem Zusammenhang wurden Entwöhnungshilfen entwickelt, die dem Körper Nikotin zuführen. Dieses Nikotin ersetzt das Nikotin der Zigarette und mildert die beschriebenen Entzugssymptome entscheidend. Dadurch wird Ihnen der Entwöhnungsprozess erheblich erleichtert und die Rückfallgefahr weiter gesenkt.

Als nikotinhaltige Entwöhnungsmittel können diverse Nikotinprodukte in der Apotheke erworben werden. Diese verschiedenen Nikotinersatztherapeutika bringen Ihnen folgenden Nutzen:

- Alle Nikotinersatztherapeutika enthalten nur Nikotin. Sie ersetzen das Nikotin, das Sie sich sonst »errauchen« würden. Die gesundheitsgefährdenden Schadstoffe im Tabakrauch fallen dagegen gänzlich weg.
- Nikotinersatztherapeutika nehmen Ihnen die Angst vor dem Nikotinentzug. Die Entzugserscheinungen werden deutlich gemildert.
- Alle Medikamente sind in der empfohlenen Dosierung gut bis sehr gut verträglich.

Anwendung und Wirkungsweise des Nikotin-Kaugummis

Beim Kauen des Nikotin-Kaugummis wird Nikotin freigesetzt und durch die Mundschleimhaut aufgenommen. Durch den so entstehenden

Nikotinspiegel im Körper werden die Entzugssymptome abgemildert. Der Nikotin-Kaugummi soll regelmäßig, kann aber auch immer dann angewendet werden, wenn starkes Rauchverlangen oder andere Entzugserscheinungen auftreten.

Bei der Anwendung des Nikotin-Kaugummis ist es wichtig, den Kaugummi etwa 30 Minuten mit Pausen langsam zu kauen, damit sich das gesamte Nikotin aus dem Kaugummi löst.

»Parken« Sie den Kaugummi für eine Weile in der Wangentasche, wenn Sie bemerken, dass der Geschmack intensiver wird. Dies ist ein Zeichen dafür, dass genügend Nikotin freigesetzt wurde.

Der Nikotin-Kaugummi ist im Allgemeinen sehr gut verträglich und seine Wirksamkeit ist in zahlreichen klinischen Studien gut belegt worden.

Der Nikotin-Kaugummi steht in zwei Stärken zur Verfügung: 2 mg sowie 4 mg. Im Normalfall genügt es, den 2 mg-Kaugummi zu verwenden. Der 4 mg-Kaugummi ist für starke, abhängige Raucher (Fagerström-Test 5 bis 10 Punkte (S. 29) oder mehr als 20 Zigaretten am Tag) zu empfehlen. Sie sollten ihn aber auch einsetzen, wenn der 2 mg-Kaugummi Ihr Rauchverlangen nicht ausreichend reduzieren konnte.

Im Regelfall sollte ein Kaugummi pro Stunde gekaut werden (maximal 16 Stück am Tag). Um eine ausreichende Nikotinzufuhr zu gewährleisten, werden 8–12 Kaugummis täglich empfohlen. Nach 6–8 Wochen sollten Sie die durchschnittliche Dosis schrittweise reduzieren. Nach 3 Monaten haben Sie sich dann gänzlich vom Nikotin entwöhnt. Für Notfälle sollten Sie noch eine Zeit lang einen Nikotin-Kaugummi mit sich tragen, Sie können ihn auch später noch in Verlangenssituationen problemlos einsetzen.

Wirkungsweise und Anwendung des Nikotin-Pflasters

Wenn Sie das Pflaster anwenden, wird dem Körper durch die Haut kontinuierlich Nikotin zugeführt. Auf diese Weise besteht über den gesamten Tag ein konstanter Nikotinspiegel im Körper. Dadurch ist eine entscheidende Abmilderung der Entzugssymptome gewährleistet.

Das Nikotin-Pflaster wird auf die Haut geklebt. Täglich soll morgens nach dem Aufstehen ein Pflaster zur Anwendung kommen. Kleben Sie es auf eine möglichst trockene, unbehaarte Körperstelle im Bereich des Oberkörpers, der Hüfte oder an den Oberarmen. Variieren Sie die Hautstelle, auf die Sie das Pflaster kleben. Nehmen Sie das Pflaster beim Baden und in der Sauna vorübergehend ab.

Das Pflaster steht in verschiedenen Stärken zur Verfügung. Starten Sie mit der stärksten Dosierung für 6–10 Wochen. Wechseln Sie dann für jeweils ca. 2 Wochen auf die nächst niedrigere Dosierung. So entwöhnen Sie Ihren Körper allmählich vom Nikotin.

! **Hinweis: Setzen Sie das Pflaster erst dann ein, wenn Sie das Rauchen**
● **eingestellt haben.**

Die Wirksamkeit und die Verträglichkeit sind in zahlreichen wissenschaftlichen Studien überprüft worden. Es besteht die Möglichkeit, dass das Pflaster manchmal zu Jucken und Hautrötungen führen kann, die aber nicht besorgniserregend sind. Pflasterallergien, die sich in unangenehmen Hautausschlägen äußern, sind sehr selten. In diesem Fall sollten Sie das Pflaster nicht weiter anwenden.

Wirkungsweise und Anwendung der Nikotin-Tablette

Nikotinlutschtabletten oder Sublingualtabletten geben beim Lutschen oder während des Auflösens unter der Zunge Nikotin frei, das über die Mundschleimhaut aufgenommen wird. Sie sind in zwei verschiedenen Dosierungen erhältlich, mit 2 mg oder 4 mg Inhaltsstoff.

Die erforderliche Anfangsdosierung richtet sich zunächst nach dem individuellen Bedarf zur Linderung der Entzugserscheinungen. Starke Raucher sollten 4 mg Tabletten einsetzen, weniger starke Raucher die 2 mg Version. Die maximale Dosierung sollte nicht höher als 15 Tabletten pro Tag betragen.

Nach 4–6 Wochen empfiehlt es sich, die tägliche Anzahl der Tabletten allmählich zu verringern, z.B. indem die Tabletten in immer größeren zeitlichen Abständen angewendet werden. Der erste Absetzversuch sollte unternommen werden, wenn der durchschnittliche Tagesverbrauch während der vorausgegangenen Woche bei 1–2 Tabletten lag. Nach 10–12 Wochen sollte der Nikotinkonsum beendet worden sein, in Ausnahmefällen kann auch danach noch in Situationen mit starkem Rauchverlangen eine Nikotintablette verwendet werden.

! **Hinweis: Setzen Sie die Tablette erst dann ein, wenn Sie das Rauchen**
● **eingestellt haben.**

Eine länger als 6 Monate dauernde Behandlung wird im Allgemeinen nicht empfohlen. Die Sublingualtabletten zergehen langsam innerhalb von 15–30 Minuten. Sie sollten nicht gekaut oder geschluckt werden. Bei der Nikotinlutschtablette ist darauf zu achten, dass diese nicht zu rasch und zu heftig gelutscht wird. Als Nebenwirkungen können lokale Reizerscheinungen der Mundschleimhaut auftreten. Wird das Nikotin verschluckt, können auch Magenschmerzen die Folge sein.

Wirkungsweise und Anwendung des Nikotin-Nasalsprays

Das Nikotin-Nasalspray bietet die Möglichkeit, das Nikotin noch höher dosiert und schneller zuzuführen, als mit Hilfe des Nikotin-Pflasters oder Nikotin-Kaugummis. Dies ist insbesondere für stark abhängige Raucher (Fagerström-Wert 6 bis 10 Punkte, Konsum von mehr als 20 Zigaretten pro Tag, vgl. S. 29) eine gute Möglichkeit, das Rauchverlangen wirksam zu reduzieren. Beim Nikotin-Nasalspray wird mittels zweier Sprühanwendungen (in jedes Nasenloch ein Sprühstoß) die Nikotinmenge aus einer Zigarette ersetzt. Nikotin-Nasalspray wird über die Nasenschleimhäute aufgenommen, der Wirkeintritt erfolgt innerhalb weniger Minuten. Allerdings ist damit zumindest am Anfang eine intensive Reizung der Nasenschleimhaut verbunden, an die Sie sich jedoch nach mehreren Anwendungen gewöhnen können. Erschrecken Sie nicht, wenn die ersten Anwendungen sehr unangenehm sind, wenn es heftig brennt, die Nase läuft und die Augen tränen. Dies ist auf die Wirkung des Nikotins auf die Gefäße und die Nasenschleimhaut zurückzuführen. Es ist nicht bedenklich. Die richtige Anwendung sieht vor, dass Sie fest nach Schema dosieren. Am Anfang sollten Sie ein bis maximal zwei Anwendungen pro Stunde vornehmen, innerhalb von 8–12 Wochen sollten Sie die Anwendung des Nikotin-Nasalsprays wieder langsam reduzieren und dann beendet haben.

Verwenden Sie das Nikotin-Nasalspray nur dann, wenn Sie das Rauchen eingestellt haben.

Die Wirksamkeit und die Verträglichkeit des Nikotin-Nasalsprays ist ebenfalls in zahlreichen wissenschaftlichen Untersuchungen bestätigt worden. Insbesondere bei stark abhängigen Rauchern erweist es sich als deutlich wirkungsvoller als die anderen Verfahren.

Beachten Sie, dass die raschere Verfügbarkeit des Nikotins unmittelbar nach Anwendung des Nikotin-Nasalsprays auch die Gefahr der Fortführung der Abhängigkeit mit sich bringen könnte. Aus diesem Grund ist die Reduktion der Tagesdosierung konsequent vorzunehmen. Sollte Nikotin-Nasalspray jedoch die Alternative zur Zigarette sein, so ist dies immer noch das geringere Übel! Das Nikotin-Nasalspray ist rezeptpflichtig, in Deutschland aber nicht im Handel, kann aber über internationale Apotheken beschafft werden.

Bitte beachten Sie:
Nikotinersatzprodukte sollten Sie in der Regel erst einsetzen, wenn Sie das Rauchen eingestellt haben. Der Kaugummi kann nach den neuesten Anwendungsrichtlinien auch verwendet werden, wenn Sie den Zigarettenkonsum zunächst nur reduzieren wollen. Wenn Sie trotzdem weiter rauchen, kann bei vorsichtigem Gebrauch eine Überdosierung nicht auftreten. Eine Überdosierung erkennen Sie an folgenden Symptomen: Ungewohnte Kopfschmerzen, Schwindel, Übelkeit, Schweißausbrüche, Mattigkeit, vermehrter Speichelfluss, Zittern, Herzklopfen, Stuhldrang und Erbrechen. Diese Symptome sind ähnlich wie nach ungewohnt starkem Zigarettenrauchen.

Sollte es unter der Nikotinersatztherapie zu Symptomen der Überdosierung kommen, dann verzichten Sie vorübergehend auf die Anwendung des Nikotinersatzproduktes. Dosieren Sie künftig niedriger und fragen Sie bei stärkeren Beschwerden Ihren Arzt oder Apotheker.

Der Einsatz von Bupropion zur Milderung der Entzugssymptome

Bupropion ist ein Wirkstoff, der nicht nur die Entzugssymptome wirksam unterdrückt, sondern auch das Rauchverlangen spürbar mildert.
Die Wirkung des Medikamentes ist vermutlich über eine mit dem Nikotin vergleichbare Wirkung auf die Botenstoffe Noradrenalin und Dopamin zu erklären.
Problematisch bei der Anwendung von Bupropion sind mögliche Nebenwirkungen in Form von Schlafstörungen, Zittern, Schwindel und Mundtrockenheit. In seltenen Fällen können auch – insbesondere bei Personen mit entsprechenden Risikofaktoren – schwerwiegende Nebenwirkungen in Form von epileptischen Anfällen auftreten. Zu diesem Personenkreis gehören Raucher mit epileptischen Anfällen in der Vorge-

schichte, Raucher mit einer Zuckerkrankheit, Essstörungen (z. B. Magersucht), Erkrankungen des Gehirns oder einer Alkohol- oder Drogenabhängigkeit. Diese Personengruppen sollten Bupropion nicht anwenden. Bupropion ist sowohl in den USA als auch in Deutschland als Mittel erster Wahl in der Behandlung von Rauchern zugelassen. Aufgrund der bekannten Nebenwirkungen und der Einschränkungen beim Einsatz sollte die Behandlung mit Bupropion durch den behandelnden Arzt erfolgen und überwacht werden.

Bestehen Zweifel, ob die Medikation gut vertragen werden kann, ist Bupropion in seiner Wertigkeit dem Nikotinersatz durch Pflaster, Kaugummi oder Tablette nachgeordnet. Wenn ein Raucher jedoch unter der Nikotinersatztherapie nicht abstinent werden konnte, ist Bupropion immer eine mögliche, wirkungsvolle Alternative.

Vorgesehen ist die Gabe von Bupropion in einer niedrigen Dosierung von 150 mg am Morgen für die Dauer einer Woche, während derer noch weiter geraucht werden darf. Ab der zweiten Woche für die Dauer von weiteren sieben Wochen soll Bupropion in einer Dosierung von 300 mg pro Tag (zweite Dosis am Nachmittag) verwendet werden. Im Gegensatz zur Behandlung mit Nikotinersatz verlangt Bupropion keine ausschleichende Dosierung oder einen festgelegten Zeitraum. Nach einer Behandlungszeit von insgesamt 8–10 Wochen kann die Medikation abrupt abgesetzt werden.

Der Einsatz von Vareniclin zur Milderung der Entzugssymptome

Der Wirkstoff Vareniclin besetzt im Gehirn die gleichen Rezeptoren (Bindungsstellen auf Nervenzellen für deren Botenstoffe) wie Nikotin – dadurch stimuliert es wie Nikotin die Freisetzung von Dopamin und ersetzt hierdurch die positive empfundene Wirkung. Zugleich verhindert Vareniclin, dass das mit dem Zigarettenrauch aufgenommene Nikotin seine Wirkung entfalten kann – das Rauchen einer Zigarette ist hierdurch weniger befriedigend. Letztlich werden so Rauchverlangen und Entzugserscheinungen verhindert bzw. reduziert.

Bei Anwendung des Medikaments können Nebenwirkungen unter anderem in Form von Schwindel, Schlaflosigkeit, Übelkeit, Kopfschmerzen, Müdigkeit oder auch in Form von depressiven Verstimmungen auftreten. Personen, die in der Vergangenheit oder während der Verwendung von Vareniclin unter depressiven Verstimmungen leiden, wird von der Einnahme des Medikaments abgeraten.

Das Medikament wird nach einem fest vorgegebenen Schema eindosiert: In den ersten drei Tagen wird pro Tag eine Tablette Vareniclin zu 0,5 mg eingenommen, an den Tagen 4–7 sind es zwei Tabletten mit je 0,5 mg Wirkstoff, ab dem achten Tag bleibt die tägliche Dosis bei zweimal 1 mg Vareniclin. Eine speziell auf dieses Einnahmeschema zugeschnittene »Starterpackung« und eine »Folgepackung« erleichtern die richtige Einnahme.

Erst ab dem achten Tag der Einnahme soll der Zigarettenkonsum beendet werden. Raucher erleben meist schon vorher, dass die befriedigende Wirkung der Zigarette nachlässt. Die Anwendung erfolgt insgesamt über die Zeit von zwölf Wochen, wird die Wirkung als sehr hilfreich erlebt und ist eine Abstinenz eingetreten, darf das Medikament weitere zwölf Wochen eingenommen werden.

Weitere Informationen zu Risiken der Einnahme, Kontraindikationen und Wechselwirkungen sowie Besonderheiten bei der Einnahme sind dem Beipackzettel des Medikamentes zu entnehmen.

Die Wirksamkeit wurde in einigen Studien belegt. Die Abstinenzquoten scheinen nach der bisherigen Studienlage höher zu sein als bei der Einnahme von Bupropion. Bei guter Verträglichkeit ist dieses Medikament eine gute Alternative zur Nikotinersatztherapie.

Nikotin-Kaugummi, Nikotin-Pflaster, Nikotin-Tablette, Nikotin-Nasalspray, Bupropion, Vareniclin oder eine Kombinationsbehandlung?

Wie können Sie entscheiden, ob das Nikotin-Pflaster, der Nikotin-Kaugummi, das Nikotin-Nasalspray oder Bupropion für Sie die geeignete Möglichkeit ist? Als Richtschnur für die Entscheidung kann Ihr bisheriges Rauchverhalten gelten.

Sie können den bereits ausgefüllten **Fagerström-Test** (S. 29) für Ihre Zigarettenabhängigkeit als Richtlinie für die Verwendung nehmen:

Wenn Sie beim Fagerström-Test 0 bis 2 Punkte erzielen, so kommen Sie in der Regel ohne Nikotinersatz gut aus. Sollten Sie dennoch unter Entzugssymptomen leiden oder den Tabakentzug befürchten, so setzen Sie

am besten den Nikotin-Kaugummi oder die Nikotin-Tablette in einer
Stärke von 2 mg ein. Wenn Sie zwischen 3 und 5 Punkte erzielen, so sollten Sie auf alle Fälle zum Nikotin-Kaugummi oder zur Tablette (2 mg
oder 4 mg) oder aber zum Nikotin-Pflaster, beginnend bei seiner höchs-
ten Stufe, greifen. Bei Werten zwischen 6 und 7 Punkten ist zum einen
der Einsatz von Nikotin-Nasalspray Erfolg versprechend, zum anderen
bietet sich insbesondere wie bei einer sehr starken Abhängigkeit (Fagerström-Wert 8 bis 10 Punkte) eine Kombination von Nikotin-Pflaster und
Nikotin-Kaugummi oder Nikotin-Nasalspray an.

Wenn Sie gleichmäßig über den gesamten Tag verteilt rauchen, wenn
Sie vor allem deswegen rauchen, weil Sie merken, wie der Nikotinspiegel im Körper abfällt, dann erscheint das Nikotin-Pflaster für Sie geeignet. Dabei steht Ihnen ein kontinuierlicher, gleichmäßiger Nikotinspiegel zur Verfügung.

Wenn Sie dagegen unregelmäßig und vor allem in bestimmten Situationen rauchen, dann sind der Nikotin-Kaugummi oder die Nikotin-Tablette in ihrer Dosierung von 2 mg oder 4 mg, je nach der Anzahl Ihrer
täglich gerauchten Zigaretten bzw. nach der Stärke Ihrer Tabakabhängigkeit, für Sie geeignet. Gerade für Raucher, die speziell in Situationen wie
z. B. beim Café-Besuch oder während einer Feier zum Rauchen neigen,
sind diese Produkte geeignet. Nikotin-Kaugummi und Tablette decken
Ihren Nikotinbedarf für 1 Stunde. Sie können daher leichter in kritischen Situationen angewendet werden und haben den Vorteil der
schnelleren Verfügbarkeit.

Wenn Sie Gebissträger sind, sind das Nikotin-Pflaster oder die Nikotin-
Tablette zu bevorzugen. Dagegen ist der Nikotin-Kaugummi vorzuziehen, wenn es unter der Anwendung des Nikotin-Pflasters zu Haut-
reaktionen kommt oder Sie eine Hautkrankheit haben, die die
Pflasteranwendung unmöglich macht.

Natürlich ist es darüber hinaus auch Ihre Entscheidung, welcher persönlichen Vorliebe Sie folgen wollen: Sollten Sie eher eine aktive Form des
Nikotinersatzes wünschen, dann können Sie sich für den Kaugummi
oder die Tablette entscheiden. Wenn Ihnen eine passivere Darreichungs-
form angenehmer erscheint, dann verwenden Sie das Nikotin-Pflaster.
Für Bupropion und Vareniclin existieren keine Anwendungsempfehlun-
gen, die sich am Fagerström-Test orientieren. Generell gilt: Die Behandlung mit Bupropion oder Vareniclin ist bei Ausschluss von möglichen
gesundheitlichen Risiken (dies entscheidet Ihr Arzt) eine gleichwertige

Alternative zu einer Einnahme von Nikotinersatz. Insbesondere eine vorangegangene erfolglose Einnahme von Nikotinersatz kann zur Entscheidung führen, Bupropion oder Vareniclin zu verwenden.

Zur Kombinationsbehandlung

Die Kombination von Nikotin-Pflaster und Nikotin-Kaugummi oder Nikotin-Tablette bzw. Nikotin-Pflaster und Nikotin-Nasalspray ist nur unter bestimmten Bedingungen sinnvoll:
Sie haben bisher sehr hohe Mengen an Zigaretten konsumiert, haben einen hohen Wert im Fagerström-Test und erleben trotz der Substitution mit Nikotin-Pflaster immer wieder heftige Verlangensattacken. Je nach persönlicher Vorliebe kann dann zusätzlich Nikotin-Nasalspray oder aber Nikotin-Kaugummi oder die Nikotin-Tablette angewendet werden. Beachten Sie die Empfehlungen für die Einzelprodukte. Stellen Sie auch sicher, dass Sie Nikotin-Kaugummi, die Nikotin-Tablette oder Nikotin-Nasalspray nicht in der maximalen Dosierung einsetzen, sondern geringere Tagesdosierungen verwenden, als wenn Sie dieses Produkt alleine anwenden würden.

Die Kombination von Bupropion und Nikotinersatz ist in Studien getestet worden, wird jedoch aufgrund der höheren Nebenwirkungsquote nicht empfohlen. Die Kombination von Vareniclin und Nikotinersatz macht keinen Sinn.

Lassen Sie sich sicherheitshalber von Ihrem Arzt oder Apotheker beraten!

Für alle medikamentösen Therapien gilt der in wissenschaftlichen Studien ermittelte Zusammenhang:

- **Bei konsequenter Anwendung verdoppeln sich die Chancen, zum Nichtraucher zu werden.**
- **Die Kombination von Verhaltenstherapie und medikamentöser Behandlung hat sich in zahlreichen wissenschaftlichen Studien als eine der erfolgreichsten Raucherentwöhnungsmethoden erwiesen.**

Lohnt sich die Investition?

Die Kosten für das Nikotin-Pflaster liegen in der jeweils günstigsten Packungsgröße in der Anfangsdosierung je nach Hersteller zwischen Euro 80,– und Euro 85,– pro 4 Wochen. Ähnliches gilt für die Nikotin-Kaugummis oder Tabletten, wobei hier die Kosten stärker von der individuellen Dosierung abhängen. Bei ca. 10 Kaugummis à 2 mg täglich geben Sie ebenfalls ca. Euro 80,– in 4 Wochen aus, bei 4 mg geringfügig mehr. Die Behandlung mit Bupropion kostet Sie nach der Eindosierungsphase ca. Euro 2,50 am Tag, die Behandlung mit Vareniclin kostet ca. Euro 3,60 pro Tag.

Wenn Sie im Schnitt 20 Zigaretten täglich rauchen und hierdurch monatlich ca. Euro 120,– für Zigaretten ausgeben, summiert sich dies auf ca. Euro 1 460,– jährlich.

Für das erste Jahr Ihrer Rauchfreiheit und einer dreimonatigen Anwendung von Nikotinersatz gilt: Sie sparen ca. Euro 1 200,–.

Somit beginnt sich nach drei Monaten allmählich Ihr Sparschwein zu füllen. Sie investieren nicht mehr in die Abhängigkeit. Sie könnten dieses Geld für etwas anderes nutzen.

II Nichtrauchen! – Der Ausstieg aus dem Rauchen in sechs Wochen

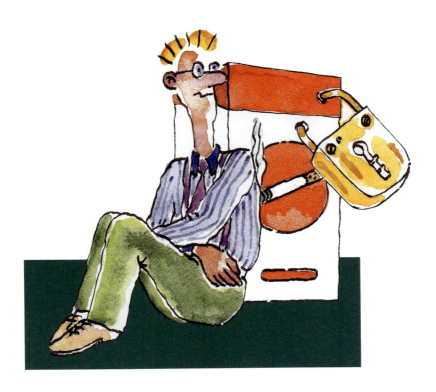

Bei Nikotin und Alkohol
fühlt sich der Mensch besonders wohl.
Und doch macht nichts so hin
wie Alkohol und Nikotin.

(Eugen Roth)

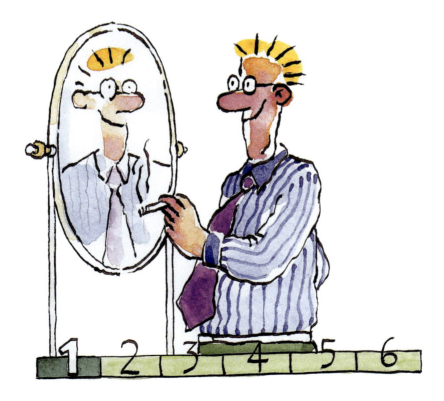

In dieser ersten Behandlungswoche sollen Sie noch nichts an Ihrem Rauchverhalten verändern. Sie sollen sich ein genaues Bild über Ihre Rauchgewohnheiten verschaffen, indem Sie sich und Ihr Verhalten genau beobachten und dokumentieren. Die Beantwortung der beiden folgenden Fragen steht zunächst im Vordergrund:

Wie viele Zigaretten rauche ich am Tag?
In welchen Situationen rauche ich?

Sie fragen sich vielleicht, warum Sie nicht gleich schon in der ersten Woche das Rauchen aufgeben sollen.

Erinnern Sie sich aber an die Ausführungen im ersten Teil: Rauchen geschieht meist automatisch und unkontrolliert. Nur wenn Sie Ihr eigenes Verhalten zunächst selbst beobachten, können Sie herausfinden, welches Ihre persönlichen Rauchsituationen sind, wo Sie mit besonderen Schwierigkeiten zu rechnen haben und was Sie tun können, um diese Schwierigkeiten abzumildern. Deshalb ist die Selbstbeobachtung des Rauchverhaltens von ganz entscheidender Bedeutung. Durch Selbstbeobachtung werden Sie sich Ihres eigenen Verhaltens bewusst. Erst dadurch können Sie anfangen, es zu kontrollieren und zu verändern.

Die folgenden Schritte sollen Ihnen dabei helfen. Gehen Sie die Fragen sorgfältig durch, nehmen Sie sich Zeit, überlegen Sie...

1 Was sind meine persönlichen Gründe für das Aufhören?

Sammeln Sie Ihre ganz persönlichen Gründe, warum Sie das Rauchen völlig aufgeben wollen!
Kreuzen Sie in der folgenden Tabelle zunächst die Gründe an, die auch für Sie zutreffen:

☐ Rauchen gefährdet meine Gesundheit!

☐ Rauchen mindert meine körperliche Leistungsfähigkeit!

☐ Rauchen macht mich abhängig!

☐ Rauchen ist mir zu kostspielig!

☐ Rauchen führt zu Raucherhusten!

☐ Rauchen erzeugt einen schlechten Geschmack im Mund!

☐ Rauchen verursacht einen üblen Geruch in der Kleidung und in der Wohnung!

Finden Sie nun weitere persönliche Gründe, mit dem Rauchen aufzuhören und tragen Sie diese zusammen mit den in der Liste angekreuzten in die Tabelle auf der folgenden Seite ein. Blättern Sie auch ruhig noch einmal zurück auf die ersten Seiten.
Lassen Sie sich Zeit und Muße dazu. Machen Sie sich wirklich deutlich, was Sie dazu bewegt, nun aktiv etwas gegen Ihr Rauchen zu unternehmen. Sie werden dieses Blatt später wieder brauchen, um Ihre Gründe und Ihre Motivation im Verlauf der Behandlung zu überprüfen.

Tragen Sie hier Ihre Beweggründe, das Rauchen aufzugeben, der Wichtigkeit nach ein:

Ich habe mich entschlossen aufzuhören, weil...

1. _____

2. _____

3. _____

4. _____

5. _____

6. _____

7. _____

8. _____

9. _____

10. _____

11. _____

12. _____

13. _____

14. _____

15. _____

16. _____

Notieren Sie sich jetzt bitte auch die Gründe, die gegen das Aufhören sprechen. Wahrscheinlich werden Sie sich jetzt fragen: »Warum soll ich mich damit noch beschäftigen? Ich habe doch beschlossen aufzuhören.« Trotzdem ist es wichtig, dass Sie auch die Argumente gegen das Aufhören notieren, um sich bewusst zu machen, was Sie noch an die Zigarette bindet. Vieles kann Sie daran hindern, das Rauchen aufzugeben.

Ich könnte weiterrauchen, weil...

1. _____
2. _____
3. _____
4. _____
5. _____
6. _____
7. _____
8. _____
9. _____
10. _____
11. _____
12. _____
13. _____
14. _____

Führen Sie jetzt Ihre persönlichen Vorteile auf, die Sie durch das Nicht-rauchen erreichen wollen. Einige Beispiele zum Ankreuzen:

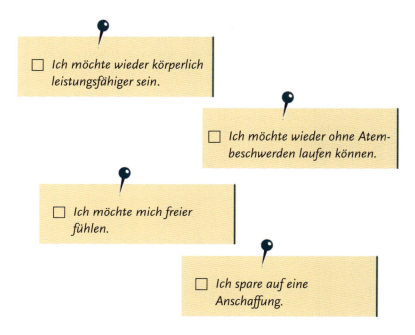

Überlegen Sie sich nun eine Liste eigener persönlicher Vorteile. Zählen Sie alles auf, was Ihnen einfällt:

Meine persönliche Vorteilskarte

_____

_____

_____

_____

_____

_____

_____

_____

_____

_____

_____

_____

_____

_____

_____

_____

_____

Gibt es in Ihren Augen Nachteile der Abstinenz?

Wenn Ihnen noch immer ein bisschen der Mut fehlt, Nichtraucher zu werden, weil Sie denken »es ist doch zu schwer für mich«, dann bedenken Sie: Sicher haben Sie schon öfter die Erfahrung gemacht, dass Sie Angst hatten, etwas nicht zu schaffen und es Ihnen dann doch gelungen ist, wenn Sie erst gewagt haben, die Sache in Angriff zunehmen. Meistens unterschätzen wir nämlich unsere Fähigkeiten, auch mit schwierigen Situationen fertig zu werden und lassen uns von Hürden abschrecken, bevor wir überhaupt nur versucht haben, sie zu nehmen.

Um wie viel größer das Erfolgserlebnis, wenn es dann doch gelingt!

Tun Sie alles, was Ihnen hilft, Ihre Einstellung zum Rauchen zu klären und zu festigen: Sie können sich mit der Zigarettenreklame auseinandersetzen, mit geeigneten Freunden und Bekannten über das Rauchen diskutieren, sich im Gesundheitsamt Informationsmaterial über das Rauchen besorgen und vieles andere mehr.

Eine weitere Hilfe kann die sogenannte Motivationswaage sein:

Mit den bisherigen Erkenntnissen zu den Vor- und Nachteilen des Rauchens und Nichtrauchens sowie Ihren Unsicherheiten bezüglich der Abstinenz gelingt es Ihnen leicht, Ihre persönlichen Gründe in die Waagschalen zu schreiben. Mit dieser Methode der Bilanzierung gelingt es Ihnen vielleicht noch besser, Ihre Entscheidung zu festigen.

Ihre Motivationswaage

Vorteile des Rauchens   Nachteile des Rauchens

_____   _____

_____   _____

_____   _____

_____   _____

_____   _____

_____   _____

_____   _____

_____   _____

Nachteile der Abstinenz   Vorteile der Abstinenz

_____   _____

_____   _____

_____   _____

_____   _____

_____   _____

_____   _____

_____   _____

Wagen Sie den Schritt zum Nichtraucher!

2 Wie viele Zigaretten rauche ich am Tag? – Die Strichliste

Woche 1		
Datum	Striche für Zigaretten	Summe
6. 7.	IIIII IIIII III	13
7. 7.	IIIII IIIII IIIII II	17
8. 7.	IIIII IIIII IIIII IIIII	20
9. 7.	IIIII IIIII IIII	14
10. 7.	IIIII IIIII IIIII III	18
11. 7.	IIIII IIIII IIIII IIIII II	22
12. 7.	IIIII IIIII IIIII I	16
	Gesamtsumme:	120
	Durchschnittswert:	17

Ab sofort sollen Sie Ihren Zigarettenverbrauch beobachten.
Von morgen an notieren Sie über eine Woche jede einzelne Zigarette, die Sie rauchen. Dadurch erfahren Sie genau, wie viele Zigaretten Sie an jedem Tag rauchen. Dazu dient Ihnen am besten eine Strichliste.
Den Durchschnittswert pro Tag berechnen Sie folgendermaßen: Teilen Sie die Gesamtsumme der Zigaretten durch die Anzahl der Beobachtungstage. In unserem Beispiel wären das:

$$\frac{120 \text{ Zigaretten}}{7 \text{ Tagen}} = \text{durchschnittlich 17 Zigaretten pro Tag}$$

Am Ende dieses Kapitels (S. 71) finden Sie vorgedruckte Strichlisten, die Sie ausschneiden können. Führen Sie Ihre Strichliste immer bei sich, z. B. in der Cellophanhülle der Zigarettenpackung. Notieren Sie jede einzelne Zigarette!

Wichtig ist vor allem, dass Sie den Strich immer jeweils vor dem Anzünden einer Zigarette machen! Nur dann können Sie den Griff zur Zigarette bewusst wahrnehmen und sich jedes Mal neu entscheiden, ob Sie nun rauchen wollen oder nicht.

Die Strichliste gibt Ihnen Auskunft darüber, wie viel Sie täglich rauchen. Weil Sie sich dadurch das Rauchen bewusster machen, kann schon die

Tatsache, dass Sie eine Strichliste führen, bewirken, dass Sie weniger rauchen. Somit sind Sie bereits jetzt in die erste Phase der Entwöhnung eingetreten!

3 In welchen Situationen rauche ich? – Die Tageskarten

Um herauszufinden, in welchen Situationen Sie rauchen und welche äußeren Begleitumstände dazu führen, dass Sie zur Zigarette greifen, führen Sie zusätzlich eine sogenannte »Tageskarte« an mindestens 2 Tagen der ersten Woche (am besten an einem normalen Wochentag und an einem Tag des Wochenendes).

Für einen einzelnen Tag tragen Sie ein,

- an welchem Ort
- bei welcher Tätigkeit
- zu welcher Uhrzeit

Sie wie viele Zigaretten rauchen.

Eintragungen in die Tageskarte können etwa so aussehen:

Ort	Tätigkeit	Uhrzeit	Zigaretten
Bett	Aufwachen	6.45	I
Bad	Kämmen	7.00	I
Küche	Kaffee trinken	7.20	II
Auto	Anlassen des Motors	7.40	I
Auto	Fahren	7.45	III
Arbeit	Telefonat	8.30	II
Arbeit	1. Pause	10.00	III
usw.			

Wie bei der Strichliste machen Sie möglichst alle Eintragungen, bevor Sie sich eine Zigarette anzünden. Daher müssen Sie die Tageskarte immer griffbereit haben.

Das Führen der Tageskarten kann bei starkem Rauchen etwas aufwändig sein. Ihre Mühe lohnt sich jedoch auf jeden Fall: Nur wenn Sie die Tageskarte sehr genau führen, bekommen Sie einen Überblick über die Situationen, in denen Sie rauchen. Sie brauchen die Tageskarte, damit Sie sich Ihr persönliches Selbstkontrollprogramm aufbauen können.
Trennen Sie die beiden Tageskarten, die Sie am Ende dieses Kapitels (S. 72/73) finden, aus der Broschüre heraus. Verwenden Sie eine für einen Werktag und die andere für einen Tag am Wochenende.

Der Situationsfragebogen

Zu Ihrer Information dient auch der folgende Situationsfragebogen. Er soll Ihnen helfen, Ihre persönlichen Rauchsituationen herauszufinden. Wenn Sie den Fragebogen ausgefüllt haben, fällt Ihnen das Führen der Tageskarten eventuell leichter.

Kreuzen Sie an, welche Feststellungen bei Ihnen zutreffen:

		immer	häufig	selten	nie
1.	Ich rauche zwischen den Gängen einer Mahlzeit.	☐	☐	☐	☐
2.	Ich rauche nach dem Essen.	☐	☐	☐	☐
3.	Ich rauche, wenn ich auf das Essen warte.	☐	☐	☐	☐
4.	Ich rauche den ganzen Tag über gleich viel.	☐	☐	☐	☐
5.	Ich rauche während der Arbeitszeit, unabhängig davon, was ich gerade tue.	☐	☐	☐	☐
6.	Ich rauche bereits kurz nach dem Aufwachen im Bett.	☐	☐	☐	☐
7.	Ich rauche während der Arbeitszeit, wenn ich gerade Lust dazu habe.	☐	☐	☐	☐
8.	Ich rauche noch vor dem Frühstück.	☐	☐	☐	☐
9.	Ich rauche auf dem Weg zur Arbeit.	☐	☐	☐	☐
10.	Ich rauche nach dem abendlichen Zähneputzen.	☐	☐	☐	☐

	immer	häufig	selten	nie
11. Ich rauche direkt vor dem Zubettgehen.	☐	☐	☐	☐
12. Ich rauche am Abend, wenn ich im Bett liege.	☐	☐	☐	☐
13. Ich rauche eine Zigarette kurz vor dem Einschlafen.	☐	☐	☐	☐
14. Ich rauche eine Zigarette nach der anderen.	☐	☐	☐	☐
15. Ich rauche mehr als gewöhnlich bei langen Autofahrten.	☐	☐	☐	☐
16. Ich rauche mehr Zigaretten, wenn ich mich konzentrieren muss.	☐	☐	☐	☐
17. Ich rauche auch bei kurzen Fahrten im Stadtverkehr.	☐	☐	☐	☐
18. Ich rauche auf der Straße.	☐	☐	☐	☐
19. Ich rauche beim Fernsehen.	☐	☐	☐	☐
20. Ich rauche am Morgen, auf nüchternen Magen.	☐	☐	☐	☐
21. Ich greife automatisch zur Zigarette, wenn sich jemand eine anzündet.	☐	☐	☐	☐
22. Ich rauche bei Gesprächen und Besprechungen mehr als gewöhnlich.	☐	☐	☐	☐
23. Ich rauche bei jeder Gelegenheit, die sich bietet.	☐	☐	☐	☐
24. Ich kann es nicht erwarten, eine Zigarette anzuzünden, wenn andere noch essen.	☐	☐	☐	☐

Fällt Ihnen noch mehr ein?
Schreiben Sie doch Ihre persönlichen Rauchsituationen in den nachfolgenden Zeilen auf:

25. _____	☐	☐	☐	☐
26. _____	☐	☐	☐	☐
27. _____	☐	☐	☐	☐

Schauen Sie sich den Situationsfragebogen von Zeit zu Zeit an. Sie werden feststellen, dass viele der Fragen, die Sie jetzt mit »immer« oder »häufig« beantwortet haben, später Ihre »Versuchungssituationen« darstellen werden. Hier müssen Sie besonders wachsam sein; überlegen Sie sich bereits jetzt, wie Sie diesen schwierigen Situationen begegnen können.

Notieren Sie hier die Situationen, auf die Sie besonders achten wollen, und schreiben Sie Ihre Ideen für eine alternative Verhaltensweise in der Situation auf:

Kritische Situationen sind für mich	Statt zu rauchen könnte ich...

Überlegen Sie sich, ob es für Sie nicht leichter ist, mit anderen entwöhnungswilligen Rauchern gemeinsam den Kampf gegen die Rauchgewohnheit aufzunehmen. Es hat Vorteile, in einer Gruppe Gleichgesinnter das Rauchen aufzugeben:

- Sie können sich über Ihre Probleme auf dem Weg zur Abstinenz unterhalten und sich Anregungen und Hilfestellungen von Ihren Mitstreitern geben lassen.
- Es tut gut, für Fortschritte gelobt zu werden. Als »Einzelkämpfer« bekommen Sie wahrscheinlich weniger positive Unterstützung als in einer Gruppe.
- Auch um Ihre Entwöhnungsmotivation ist es in einer Gruppe besser bestellt. Man will mit den anderen mithalten.

Wenn Sie in Ihrer Bekanntschaft keine entwöhnungswilligen Raucher finden, probieren Sie es doch mit einem Inserat in der Zeitung: »Suche entwöhnungswillige Raucher, um gemeinsam aufzuhören.«

Zusammenfassung

Dies waren unsere Ziele in der ersten Behandlungswoche:

- Sie machen sich auf der Motivationskarte Ihre Gründe, Nichtraucher zu werden, deutlich.
- Sie registrieren Ihren bisherigen Zigarettenkonsum über die Strichliste und beobachten mit der Tageskarte und dem Situationsfragebogen die schwierigen Situationen.
- Sie wappnen sich so für die Versuchungssituationen der Zukunft!

Datum	Striche für Zigaretten	Summe
Gesamtsumme:		
Durchschnittswert:		

Datum	Striche für Zigaretten	Summe
Gesamtsumme:		
Durchschnittswert:		

Strichliste

Ort	Tätigkeit	Uhrzeit	Zigaretten

Tageskarte I

Ort	Tätigkeit	Uhrzeit	Zigaretten

Tageskarte II

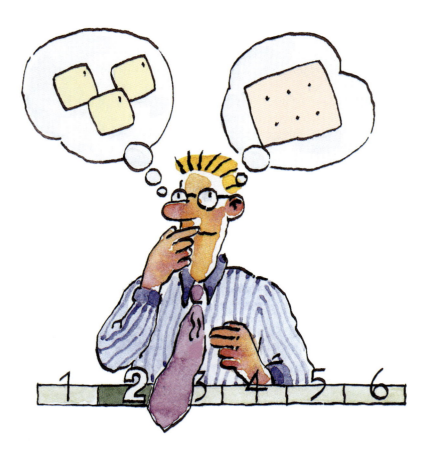

In der letzten Woche haben Sie Ihr Rauchverhalten genau beobachtet, notiert und sich Ihre Motive für das Nichtrauchen vergegenwärtigt. Damit haben Sie beste Voraussetzungen geschaffen, jetzt mit dem Rauchen aufzuhören. Mit den Beobachtungen aus der letzten Woche haben Sie wichtige Hilfen an der Hand, sich die erste Entwöhnungsphase zu erleichtern.

1 Der erste Nichtrauchertag

Für das Aufhören empfehlen wir Ihnen die Schluss-Punkt-Methode, das heißt, dass Sie von einem Tag zum anderen mit dem Rauchen vollständig aufhören.

Es ist wichtig, diesen Schritt nicht hinauszuzögern. Es ist der entscheidende Schritt zum Nichtrauchen, und er wird nicht einfacher, wenn Sie ihn immer wieder verschieben. Im Gegenteil! Erleichtern Sie sich den Schritt, indem Sie ihn so wenig schwierig wie möglich machen.
Suchen Sie sich einen der nächsten Tage aus, der hierfür besonders geeignet ist, z. B. einen Tag mit viel Abwechslung und Situationen, in denen Sie ohnehin nicht rauchen. Der Tag sollte kein Martyrium werden, wichtig ist es daher, dass Sie für diesen Tag solche Unternehmungen planen, die Ihnen möglichst angenehm sind oder Freude bereiten.
Anhand Ihrer Strichliste und Ihrer Tageskarte lässt sich der Tag am leichtesten herausfinden, der Ihnen als Aufhörtermin am geeignetsten erscheint (z. B. der Tag mit dem geringsten Zigarettenkonsum). Jetzt kommen Ihnen die exakten Beobachtungen der letzten Woche zugute.

Legen Sie für diese Woche einen verbindlichen Aufhörtermin fest.

Vielleicht fragen Sie sich: Wieso muss ich von einem Tag auf den anderen ganz mit dem Rauchen aufhören, vielleicht wäre es einfacher, wenn ich es schrittweise tun würde?
Denken Sie daran: Ein bisschen aufhören gibt es nicht! Sie sollten Ihren Entschluss, Nichtraucher zu werden, möglichst zügig in die Tat umsetzen! Erfahrungen mit Tabakentwöhnungsprogrammen haben gezeigt, dass ein Hinauszögern den Erfolg eher erschwert als erleichtert.

Mein erster Nichtrauchertag ist am

Ich will von nun an Exraucher/-in sein!

_____

Unterschrift

Machen Sie Ihr Nichtrauchen publik.

Scheuen Sie sich nicht, Ihren Entschluss öffentlich zu machen! Erzählen Sie Freunden, Bekannten oder Verwandten davon. Auch das stellt eine wichtige Unterstützung dar. Anderen beweisen zu wollen, dass man es wirklich schafft, kann eine wichtige zusätzliche Motivation sein.

2 Die Unterstützung durch Medikamente

Scheuen Sie sich nicht, Ihren Entschluss, das Rauchen aufzugeben, in die Tat umzusetzen. Bedenken Sie, dass Sie vom ersten Nichtrauchertag an und über die gesamte Dauer dieses Programms Medikamente zur Verfügung haben können. Auch danach können Sie diese weiter verwenden. Durch den Einsatz von Nikotinersatz, Bupropion oder Vareniclin werden die gefürchteten Entzugssymptome entscheidend abgemildert. Das erleichtert Ihnen den Entwöhnungsprozess wesentlich!
Beachten Sie dabei unbedingt die Anwendungsrichtlinien.

3 Sie entwickeln Alternativen zum Rauchen

Mit der Selbstbeobachtung haben Sie eine wichtige Möglichkeit geschaffen, um sich die Entwöhnungsphase zu erleichtern. Sie wissen jetzt genau, wann und warum Sie rauchen, welche Situationen leicht und welche schwerer zu überstehen sind. Damit sind Sie auf kritische Situationen vorbereitet!

Suchen Sie sich bereits jetzt unterstützende Alternativen für die alltäglichen Rauchsituationen, die deutliche Signale für das Nichtrauchen setzen. Alternativen zum Rauchen können sein:

- etwas lutschen oder kauen z. B. Halspastillen, Karotten
- Sport treiben (Spaziergang, Gymnastik, Schwimmen) oder
- ablenkenden Beschäftigungen nachgehen (z. B. Handarbeiten, Basteln, Gartenarbeit, telefonieren, einen Brief schreiben...).

Sie können anhand Ihrer Tageskarte gezielt für jede einzelne Rauchsituation passende Alternativen entwickeln.

4 Sie ändern Ihre Umgebung

Eine weitere Hilfe zur Erhöhung Ihrer Standfestigkeit als Nichtraucher/in ist die bewusste Veränderung der Situationen, in denen Sie früher geraucht haben.

So können Sie Dinge und Gegenstände, die Sie an das Rauchen erinnern, entfernen. Sie könnten alle restlichen Zigaretten, Streichhölzer und Feuerzeuge wegwerfen oder verschenken, Sie könnten Ihre Vorhänge waschen, um den Zigarettengeruch aus der Wohnung zu beseitigen... Ändern Sie auch Ihren Arbeitsplatz entsprechend!

Eine Alternative und deutliches Signal für das Nichtrauchen kann z. B. das Deponieren von Obst oder Mineralwasser an denselben Stellen sein, an denen Sie früher Zigaretten aufbewahrten oder rauchten. Für viele ist es hilfreich, Tätigkeiten, die mit Rauchen verbunden waren, an einem Ort durchzuführen, der mit Nichtrauchen verbunden ist, z. B. Kaffeetrinken und Zeitung lesen nicht in der Küche, sondern im Wohnzimmer.

Auch Vereinbarungen über rauchfreie Zonen und Zeiten mit Kollegen am Arbeitsplatz, mit Freunden in der Freizeit und mit der Familie daheim können helfen, als Nichtraucher/in standhaft zu bleiben.

Einige Beispiele:

- An Ihrem Arbeitsplatz wird nicht mehr geraucht.
- Sie besuchen bei dem Wunsch nach einer Zigarette eine(n) nichtrauchende(n) Kollegin/Kollegen.

Sprechen Sie mit den Menschen in Ihrer Umgebung. Machen Sie es sich einfach, lassen Sie sich helfen!

5 Sie bereiten sich auf Versuchungen vor

Versuchungen zum Rauchen sind allgegenwärtig. Es lohnt sich, bereits vorher nach Lösungen für schwierige Situationen zu suchen. Nehmen Sie dies jetzt in Angriff. Tragen Sie in das folgende Schema alle Situationen ein, in denen Sie noch Rauchgelüste verspüren. Finden Sie für jeden eventuellen Griff zur Zigarette eine günstige Alternative. Diese Alternativen wirken der Rauchautomatik entgegen, weil jetzt nicht mehr der automatische Griff zur Zigarette die erwünschte Abwechslung bringt, sondern eine Aktivität, die Ihnen Spaß macht.

Rauchalternativen

Wichtig ist, dass Sie sich Ihre Alternativen zum Rauchen bereits vor dem Aufhören überlegen und nicht erst dann, wenn Sie bereits aufgehört haben. Nur dann haben Sie Ihre persönlichen Alternativen wirklich bei der Hand, wenn Sie in kritische Situationen kommen. Durch das Ausprobieren der Alternativen können neue hinzukommen. Sie können die folgende Liste ruhig immer wieder ergänzen und erweitern.

Auslöser für die Zigarette (z.B. Ort, Tätigkeit, Begleitperson, Stimmung)	Meine persönliche Alternative

Einige wenige Situationen, in denen Sie sich ganz besonders gefährdet fühlen, können Sie auch für eine gewisse Zeit vermeiden. Es kann aber auch reizvoll sein, solche schwierigen Situationen als Herausforderung zu sehen (wie etwa Feste, Gaststättenbesuche etc.) und sie bewusst aufzusuchen. Wenn Sie noch unsicher sein sollten, versichern Sie sich doch vorher der Unterstützung Ihres Begleiters/Ihrer Begleiterin.

6 Sie suchen sich sportlichen Ausgleich

Regelmäßige Bewegung ist ein wichtiger Ausgleich und eine hilfreiche Unterstützung in der ersten Entwöhnungsphase.
Sport und Bewegung regen den Kreislauf an und beruhigen die Nerven. Dies wirkt sich grundsätzlich positiv auf Ihre Stimmung aus. Außerdem halten Sport und Bewegung immer kleinere und größere Erfolgserlebnisse bereit! Auch das hebt die Stimmung! Deshalb haben sich Sport und Bewegung gerade für kritische Phasen während der Raucherentwöhnung als wichtige Möglichkeit im Umgang mit Rauchverlangen herausgestellt.
Bewegung hilft nicht nur, mit dem Verlangen nach Zigaretten umzugehen und es abzubauen, körperliche Bewegung zeigt Ihnen auch sehr schnell, wie sich der Körper zunehmend vom Rauchen erholt und wie die körperliche Leistungsfähigkeit und Fitness verbessert wird.

Wichtig ist:

- Sie sollen nicht zum Hochleistungssportler werden. Bereits ein ausgedehnter Spaziergang bringt eine Menge für die körperliche Fitness. Eine weitere Möglichkeit ist regelmäßiges Schwimmen. Auch Tanzen ist Sport! Wichtig in jedem Fall ist die Regelmäßigkeit.
- Passen Sie Ihr Bewegungsprogramm Ihrer körperlichen Leistungsfähigkeit an, überfordern Sie sich nicht.

Zusammenfassung

Dies waren unsere Ziele in der zweiten Behandlungswoche:

- Sie legen ein Datum für Ihren ersten Nichtrauchertag fest, machen Ihr Abstinenzvorhaben publik.
- Gleichzeitig suchen Sie nach Alternativen zum bisherigen Rauchverhalten, decken Versuchungssituationen auf und passen Ihre Umgebung Ihren Bedürfnissen an.
- Sie suchen sich sportlichen Ausgleich.
- Und nicht zuletzt können Sie zur Unterstützung medikamentöse Entwöhnungshilfen einsetzen.

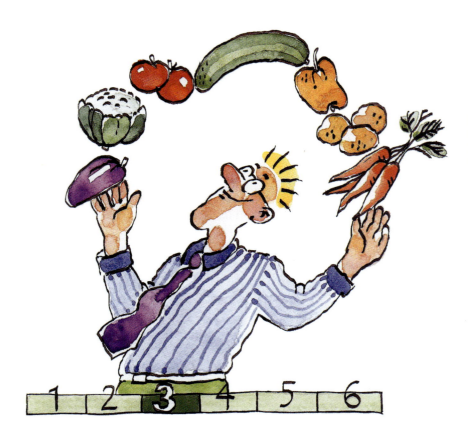

In dieser Woche schließen Sie Verträge über die Einhaltung Ihrer Ziele ab. Sie erhalten Informationen über gesunde Ernährung und Tipps zur Vermeidung einer Gewichtszunahme.

1 a Wenn Sie es geschafft haben

Herzlichen Glückwunsch zu Ihrem Erfolg! Sie sind jetzt seit fast einer Woche Nichtraucher! Damit haben Sie den Absprung geschafft und die erste, wichtige Hürde auf dem Weg zum Nichtraucher übersprungen. Das ist eine echte Leistung. Jetzt gilt es, in den nächsten Wochen diesen Erfolg zu stabilisieren. Nutzen Sie dafür die weiteren Angebote dieses Programms.

Haben Sie auch jetzt noch starke Entzugserscheinungen?

Denken Sie daran, dass Ihnen medikamentöse Entwöhnungshilfen (Bupropion, Vareniclin oder Nikotinersatzprodukte) zur Verfügung stehen. Ist die Dosis Ihres Nikotinersatzproduktes (Pflaster, Kaugummi oder Nikotin-Tabletten) ausreichend hoch? Versuchen Sie bei anhaltenden Entzugssymptomen die Dosis zu erhöhen. Überprüfen Sie bei starken Entzugssymptomen oder schwerem Verlangen nach Nikotin, ob eine Kombination von Pflaster und Kaugummi oder Pflaster und Tabletten für Sie in Frage kommen könnte.

1 b Wenn Sie es noch nicht geschafft haben

Nun, es ist noch nichts verloren! Wenn Sie es in der vergangenen Woche nicht geschafft haben, mit dem Rauchen aufzuhören, dann machen Sie diese Woche einen zweiten Versuch!

Mein erster Nichtrauchertag ist am

Ich will von nun an Exraucher/-in sein!

Unterschrift

Legen Sie erneut einen verbindlichen Aufhörtermin fest. Suchen Sie sich einen günstigen Tag heraus, einen Tag, an dem Sie möglichst wenig Stress und Aufregung haben. Nutzen Sie für sich auch die weiteren Angebote des Programms.

Hatten Sie nach einem Aufhörversuch starke Entzugserscheinungen? Denken Sie daran, dass Ihnen medikamentöse Entwöhnungshilfen (Bupropion, Vareniclin oder Nikotinersatzprodukte) zur Verfügung stehen. Ist die Dosis Ihres Nikotinersatzproduktes (Pflaster, Kaugummi oder Tablette) ausreichend hoch? Versuchen Sie bei anhaltenden Entzugssymptomen die Dosis zu erhöhen. Überprüfen Sie bei starken Entzugssymptomen oder schwerem Verlangen nach Nikotin, ob eine Kombination von Pflaster und Kaugummi oder Pflaster und Tablette für Sie in Frage kommen könnte.

Beachten Sie auch folgende Punkte:
Wenn Sie Ihre Strichliste weitergeführt haben, werden Sie wahrscheinlich festgestellt haben, dass Sie bereits weniger rauchen und es Ihnen durchaus möglich war, in vielen Situationen auf die Zigaretten zu verzichten. Es fehlt also nur noch der letzte Schritt zum endgültigen Absprung. Schauen Sie sich nochmals Ihre Tageskarte an. Welche Situationen sind es, in denen Sie immer noch rauchen? In diesen Situationen sind Alternativen zum Rauchen besonders wichtig!

Nehmen Sie nochmals Ihre Motivationskarte zur Hand, gehen Sie Ihre persönlichen Gründe für das Aufhören erneut durch. Nutzen Sie die Möglichkeit, mit Freunden, Bekannten oder dem Partner über mögliche Zweifel zu sprechen. Suchen Sie sich einen Wahlspruch, der Sie in den nächsten Wochen begleiten kann.

2 Sie schließen Vereinbarungen ab

Das Rauchen wird nicht nur von äußeren Umständen, sogenannten auslösenden Bedingungen (dem Angebot einer Zigarette, Stress, gemütliches Beisammensein etc.) gesteuert, sondern auch von den Folgen, die es hat. Wenn Sie rauchen, wirkt dies zunächst angenehm. Dies ist wie eine Belohnung. Wenn das Rauchen eine angenehme, erwünschte Konsequenz für eine Person hat, behält sie dieses Verhalten bei, das Rauchen »lohnt sich« für sie.

Wenn die Konsequenzen Ihres Verhaltens also wichtig sind und Sie Nichtraucher werden wollen, sollten Sie sich für Ihr Nichtrauchen belohnen. Das heißt: Sie belohnen sich selbst dafür, dass Sie Ihre Ziele eingehalten haben und nicht geraucht haben.

Sehr gut eignen sich dazu »Vereinbarungen«. In einer sogenannten Vereinbarung verpflichten Sie sich, Ihr gesetztes Ziel, nicht mehr zu rauchen, einzuhalten.

Am Ende dieses Buches finden Sie vorgedruckte Vereinbarungsformulare, die Sie in dieser und den kommenden Wochen verwenden können. Um Vereinbarungen abschließen zu können, brauchen Sie einen Vertragspartner oder »Coach«.

Mit einer Vereinbarung schaffen Sie sich einen zusätzlichen Anreiz, Ihre Ziele wirklich konsequent einzuhalten. Dies und besonders der Erfolg, den Sie erleben, wenn Sie eine solche Vereinbarung erfolgreich erfüllt haben, unterstützen ganz entscheidend Ihren Lernprozess auf dem Weg zum Nichtrauchen und beugt »Durchhängerphasen« vor.

Was ist ein »Coach«?

- Ein »Coach« ist eine Person, die Sie beim Aufhören unterstützen soll und der Sie mindestens einmal in der Woche von Ihren Erfolgen berichten.
- Suchen Sie sich eine(n) Bekannte(n), von dem Sie wissen, dass sie/er Sie unterstützt und Ihnen bei Ihrem Bemühen hilft, das Rauchen aufzugeben. Sie können Familienangehörige, Freunde, aber auch eine neutrale Person wie Ihren Arzt oder Ihren Apotheker auswählen.
- Bitten Sie diese Person, Ihre Erfolge bei der Tabakentwöhnung zu überwachen.
- Am Ende des Kapitels finden Sie eine Informationskarte für Ihren Coach, die Sie mit ihm gemeinsam besprechen sollten.

Schließen Sie für jede Woche eine neue Vereinbarung ab und treffen Sie sich wenigstens einmal pro Woche mit Ihrem Coach. Sie können einen Geldbetrag oder, besser noch, eine Dienstleistung einsetzen, die Sie erbringen müssten, wenn Sie die Vereinbarung nicht einhalten sollten. Dies darf ruhig auch etwas Unangenehmes sein (für jemand Fenster putzen, Wagen waschen, einer Partei, die man nie wählen würde, eine Geldspende zukommen lassen, etc.). Einladungen zu einem Essen sind

aufgrund des eigenen Genusses, den man dabei hat, weniger zu empfehlen. Bestimmen Sie aber vor allem eine schöne Belohnung für sich
selbst, wenn Sie es geschafft haben, ein für Sie wichtiges Ziel zu erreichen! Halten Sie diese auf der Vereinbarung mit Ihrem Coach fest. Etwa,
wenn Sie tatsächlich eine Woche nicht mehr geraucht haben oder eine
besonders schwierige Situation gemeistert haben. Eine gute Idee ist es,
sich einmal hinzusetzen und eine ganze Liste von kleineren Belohnungen, die machbar und persönlich reizvoll für Sie sind, aufzustellen und
sich dann eine für die nächste Woche auszuwählen. Ihrer Phantasie sind
hier keine Grenzen gesetzt.

Solche Belohnungen können zum Beispiel sein:

- ein Kinobesuch
- schön Essen gehen
- eine neue CD/DVD
- ein Konzert besuchen
- einen bestimmten Ausflug machen
- ein neuer Tennisschläger
- eine neue Pflanze oder Blumen

Stellen Sie eine Liste Ihrer Belohnungen auf!

Tragen Sie auf der Karte am Kapitelende Ihre Belohnungen ein und stellen Sie diese Belohnungskarte möglichst so in Ihrer Wohnung auf, dass
Sie öfter Ihre Aufmerksamkeit erregt.
Ihr Nichtrauchen ist Ihnen wichtig. Scheuen Sie sich daher nicht, sich
dafür zu belohnen! Verträge und Vereinbarungen über Belohnungen
mit sich selbst und anderen können Spaß machen und spannend sein.
Wir weisen hierauf ganz bewusst hin, denn vielen Menschen fällt es
leichter, sich selbst zu kritisieren und mit sich unzufrieden zu sein, als
sich selbst für erfolgreiche Bemühungen zu belohnen.
Falls es Ihnen schwer fallen sollte, eine Liste erfolgreicher Belohnungen
zu erstellen, können Sie sich gerne aus der folgenden Liste bedienen:

Belohnungsliste

1	○	Sich ausgiebig körperlich pflegen und hübsch machen
2	○	Sport treiben
3	○	Sich etwas Schönes kaufen
4	○	Singen oder Musikmachen
5	○	Kulturelle Veranstaltungen besuchen
6	○	Spiele machen
7	○	Ausgehen (z. B. Restaurant, Cafe)
8	○	Lesen (z. B. Zeitung, Illustrierte, Romane)
9	○	Ein Hobby pflegen
10	○	Ausgewählte Filme im Kino oder Fernsehen ansehen
11	○	Jemandem seine Wünsche oder Bedürfnisse mitteilen
12	○	Kochen oder Backen
13	○	Einen Stadtbummel machen
14	○	Briefe schreiben
15	○	Tanzen
16	○	Baden
17	○	Spazierengehen oder Wandern
18	○	Naturerlebnis: frische Luft atmen, schöne Landschaft betrachten
19	○	Musik hören
20	○	Sich gut kleiden
21	○	Sich künstlerisch betätigen (Zeichnen, Fotografieren)
22	○	Kartenspielen
23	○	Romane, Erzählungen, Theaterstücke oder Gedichte schreiben
24	○	Sich mit Tieren beschäftigen
25	○	Erkundigungsgänge machen (von gewohnten Straßen abweichen, unbekannte Gegenden erforschen usw.)
26	○	In einem Chor singen
27	○	Eine Fremdsprache lernen
28	○	Ein Musikinstrument spielen
29	○	»Make-up« auftragen
30	○	Etwas entwerfen oder zeichnen

31	○	Tiere beobachten
32	○	Gartenarbeiten verrichten
33	○	Fachliteratur oder ein Sachbuch lesen
34	○	In der Sonne sitzen
35	○	Geschenke machen
36	○	Massiert werden
37	○	Besuch von Freunden bekommen
38	○	Sich im Freien aufhalten (Park, Picknick etc.)
39	○	Ein Museum oder eine Ausstellung besuchen
40	○	Tischtennis spielen
41	○	Mit Freunden Kaffee oder Tee trinken
42	○	Abends lange aufbleiben
43	○	Fotos anschauen

3 Sie nutzen weiter die Möglichkeiten der Medikation!

Sie nutzen weiter die Möglichkeiten von Bupropion, Vareniclin, des Nikotin-Kaugummis bzw. des Nikotin-Pflasters oder der Nikotin-Tablette! Wenn Sie Fragen haben hinsichtlich der Dosierung oder Verträglichkeit, dann wenden Sie sich bitte an Ihren Arzt oder Apotheker.

4 Sie achten auf gesunde Ernährung

Dies ist eine der am häufigsten gestellten Fragen von Rauchern, wenn sie sich damit auseinandersetzen, ob sie das Rauchen aufgeben sollen. Doch keine Bange! Sie werden während der Tabakentwöhnung nicht zwangsläufig übermäßig zunehmen. Wenn Sie Ihre Essgewohnheiten beibehalten oder sogar darauf achten,

Werde ich zunehmen, wenn ich aufhöre zu rauchen?

täglich 100–300 kcal weniger zu sich zu nehmen, vor allem nicht mehr zu essen als vorher, möglichen Heißhunger auf Süßes kontrollieren und zudem regelmäßig auf die Waage gehen, brauchen Sie zusätzliche Pfunde nicht zu befürchten.

Wir möchten Ihnen zur Anregung einige Ratschläge zu einer gesunden Ernährung geben, die grundsätzlich gelten und die nicht nur eine gesunde Lebensweise garantieren, sondern bei deren Einhaltung mit einer Gewichtszunahme nicht zu rechnen ist. Wenn Sie sich an dieser Ernährungsweise mit Ihrem täglichen Speiseplan orientieren, dann sind immer wieder auch »kleinere Sünden« erlaubt.

Eine gute Möglichkeit, sich ausgewogen zu ernähren, ist die Vollwerternährung. Sie besteht aus Gemüse, Obst, Vollkorn- und Milchprodukten sowie Fisch, Eiern und Fleisch in geringen Mengen. Die eine Hälfte der Nahrung sollte dabei aus erhitzter Kost, die andere aus unerhitzter Kost, der sogenannten Frischkost, bestehen. Vollkornprodukte, frisches Obst und Gemüse, Hülsenfrüchte und Kartoffeln versorgen den Körper nicht nur mit Stärke und Ballaststoffen, sie liefern auch viele Vitamine und Mineralstoffe.

Im Gegensatz zu Vollkornprodukten enthalten Weißmehlprodukte kaum noch Vitamine und Mineralstoffe, die sich alle in der Schale des Korns befinden. Zudem werden Weißmehlprodukte schneller verdaut, so dass früher ein erneutes Hungergefühl entsteht. Deshalb sollte man darauf achten, mehr Vollkorn- als Weißmehlprodukte zu sich zu nehmen.

Fette

Unser Körper braucht Fett, aber nicht zuviel. Bei den Fetten unterscheidet man zwischen den ungesättigten und den gesättigten Fettsäuren. Dabei sind die ungesättigten Fettsäuren den gesättigten vorzuziehen.

Hohe Mengen an ungesättigten Fettsäuren haben z. B. Sonnenblumen-

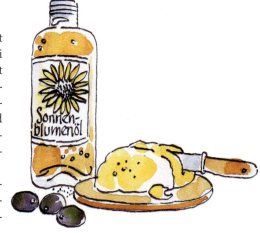

margarine, Distel-, Maiskeim- und Sonnenblumenöl, das heißt also pflanzliche Fette, sowie bestimmte Fischsorten (z. B. Forelle, Rotbarsch und Heilbutt). Tierische Fette enthalten dagegen einen hohen Anteil gesättigter Fettsäuren und sind deswegen für eine gesunde Ernährung eher ungünstig. Das heißt nicht, dass Sie auf tierische Fette verzichten sollen. Man sollte jedoch darauf achten, dass der Anteil ungesättigter Fettsäuren in der Ernährung mindestens ebenso hoch ist wie der Anteil gesättigter Fettsäuren. Das kann z. b. dadurch erreicht werden, dass man die Butter etwas weniger dick aufs Brot streicht und den Verbrauch fetter Wurstsorten einschränkt.

Eiweiß

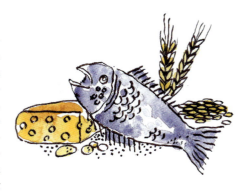

Eiweiß ist für den Körper lebensnotwendig. Eiweiß ist in tierischen und in pflanzlichen Lebensmitteln enthalten. Geeignete Eiweißquellen sind Fleisch, Fisch, Milchprodukte sowie Getreide und Hülsenfrüchte. Tierisches Eiweiß ist besonders wertvoll, da es dem Körpereiweiß in seiner Zusammensetzung sehr ähnelt. Pflanzliches Eiweiß kann genauso wertvoll sein, wenn es mit anderen eiweißhaltigen Lebensmitteln ergänzt wird (z. B. Pellkartoffeln mit Quark, Müsli aus Haferflocken, Milch, Obst und Nüssen). 2–3 Fleischmahlzeiten pro Woche reichen aus! An den übrigen Tagen können Fisch und vegetarische Gerichte den Eiweißbedarf decken.

Kohlenhydrate

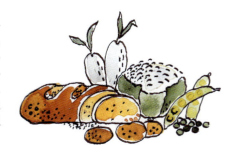

Kohlenhydrate sollten als möglichst komplexe Kohlenhydrate, wie sie in Kartoffeln, Hülsenfrüchten, Gemüse und Brot enthalten sind, konsumiert werden. Diese Nahrungsmittel liefern auch gleichzeitig Vitamine und Mineralstoffe.

Ungünstig sind die einfachen Kohlenhydrate wie sie in Zucker und Süßigkeiten vorkommen. Auch hier gilt aber: Man muss auf Süßes nicht vollständig verzichten. Als Faustregel kann gelten: Etwa 50–60 Gramm Zucker pro Tag sind erlaubt. Allgemein lautet die Devise: Wenig Süßes essen und das Wenige mit gutem Gewissen genießen.

Getränke

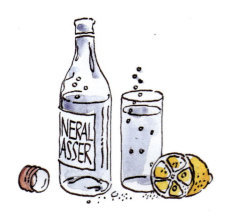

Wasser ist der Hauptbestandteil unseres Körpers. Wir decken unseren Flüssigkeitsbedarf zur einen Hälfte aus Getränken, zur anderen Hälfte über die aufgenommene feste Nahrung. Um die täglichen Wasserverluste zu ersetzen, sollten dem Körper pro Tag etwa 1,5 l Flüssigkeit zugeführt werden. Dabei gibt es gute und schlechte Durstlöscher:

- Trink- und Mineralwasser, ungezuckerter Kräuter- oder Früchtetee löschen gut den Durst. Mit Wasser verdünnte Fruchtsäfte sind ebenfalls geeignet.
- Ungünstig sind zuckerhaltige Getränke wie Limonaden und Cola. Überhaupt nicht geeignet sind Alkohol oder Kaffee, da sie dem Körper mehr Wasser entziehen als zuführen.

So vermeiden Sie eine Gewichtszunahme

- Essen Sie bewusst, kauen Sie langsam und gründlich.
- Nehmen Sie lieber 5 kleine als 3 große Mahlzeiten am Tag zu sich.
- Trinken Sie viel! Aber bitte keine alkoholischen Getränke, sondern kalorienarme oder -freie Getränke wie Wasser, Mineralwasser, Tee und Säfte.
- Nehmen Sie bei plötzlichen Hungerattacken kleine Zwischenmahlzeiten ein. Obst und Gemüse bieten sich an, ebenso Magermilchprodukte oder Knäckebrot.

- Wenn Sie Heißhunger auf Süßes haben, greifen Sie zu frischem Obst oder lutschen Sie z. B. Salmiakpastillen. Meiden Sie Schokolade, Gummibärchen usw. Essen Sie dann besser ein Marmeladenbrot. Das hält länger vor.
- Machen Sie neue Geschmacksexperimente! Gehen Sie mal in einen Feinkostladen oder ins Reformhaus und probieren Sie etwas Neues zum Essen aus.
- Bei unerwünschter Gewichtszunahme ersetzen Sie eine Hauptmahlzeit durch Obst und Gemüse. Oder Sie machen einen Mini-Fastentag als Obsttag oder Gemüsetag:
  - Obsttag: Nehmen Sie Obst, das Sie gerne mögen. Essen Sie langsam und kauen Sie gut. Trinken Sie Mineralwasser oder ungesüßten Tee dazu.
  - Gemüsetag: Sie können mehrmals am Tag Gemüse essen, als Rohkost oder gedünstet. Verwenden Sie viel frische Kräuter. Trinken Sie Mineralwasser oder ungesüßten Tee dazu.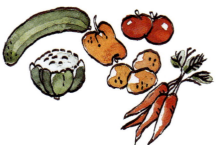
- Bleiben Sie in Bewegung!
- Falls Sie Ihre Gewichtsprobleme nicht selbst lösen können, lassen Sie sich bei einer Fachkraft Ihrer Krankenkasse beraten oder besuchen Sie einen entsprechenden Kurs an der Volkshochschule.
- Die Krankenkassen stellen Ihnen auch zahlreiche Broschüren über gesunde Ernährung und Tipps gegen überflüssige Pfunde kostenlos zur Verfügung.

Zusammenfassung

Dies waren unsere Ziele in der dritten Behandlungswoche:

- Sie schließen Vereinbarungen über Ihre Ziele ab.
- Sie belohnen sich in geeigneter Weise für Ihren Erfolg.
- Sich achten auf Ihre Ernährung.
- Wenn Sie sich für eine medikamentöse Unterstützung entschieden haben: nutzen Sie sie!

Informationen für den Coach

Sie sind von einem Raucher/einer Raucherin, der/die sich das Rauchen abgewöhnen will, als möglicher »Coach« angesprochen worden. Um Ihnen die Entscheidung zu erleichtern, ob Sie diese Rolle als »Entwöhnungsgehilfe« annehmen wollen, hier einige Informationen über Ihre Aufgaben als Coach:

Aufgabe des Coachs

Als Coach unterstützen Sie den Raucher, der sich das Rauchen in einem Raucherentwöhnungskurs abgewöhnen will. Ihre Aufgabe ist es, dem Raucher bei der Einhaltung seiner Abstinenz zu helfen. Lassen Sie sich zunächst vom Raucher das Entwöhnungsprogramm genau erläutern.

Wöchentliche Vereinbarungen

Sie sollten sich mindestens einmal in der Woche mit dem Raucher treffen können. Der aufhörwillige Raucher soll mit Ihnen bei diesen wöchentlichen Treffen jeweils eine Vereinbarung über die Einhaltung der Abstinenz schließen.

Ein Treffen von 10 bis 20 Minuten ist ausreichend, um die Vereinbarungsmodalitäten zu klären. In Ausnahmefällen kann die Vereinbarung auch einmal mündlich per Telefon getroffen werden.

Ihr Vereinbarungspartner hinterlegt bei Ihnen bei jeder neuen Vereinbarung (lassen Sie sich das vorbereitete Vereinbarungsformular zeigen!) einen bestimmten Geldbetrag gegen Quittung oder gibt Ihnen einen »Gutschein«, auf dem eine »Dienstleistung« vermerkt ist, die er für Sie oder andere Personen erbringen muss, falls er seine Vereinbarung nicht einhält (z. B. Auto waschen, Fenster putzen usw.)

Falls eine Dienstleistung vereinbart wird, sollte diese für den Raucher möglichst unangenehm sein und umgehend erledigt werden können.

Sinn der Vereinbarungen

Es mag Ihnen zunächst etwas seltsam vorkommen, derartige Vereinbarungen zu schließen. Die Erfahrungen haben jedoch gezeigt, dass vertraglich fixierte Entwöhnungszielsetzungen ein effektives Mittel sind, den Raucher mehr an seine Vorsätze zu binden.

Wenn der (Ex-)Raucher die Abstinenz einhält,

erstatten Sie den hinterlegten Geldbetrag zurück und vernichten die Quittung bzw. zerreißen den Gutschein, auf dem die Dienstleistung vermerkt ist.

Wenn der Raucher sein Ziel nicht erreicht hat,

ist es Ihre Aufgabe, die Vereinbarung unverzüglich und konsequent einzufordern. Im Falle eines hinterlegten Geldbetrages kann auch der zunächst verlorene Geldbetrag zusammen mit einem neuen Betrag hinterlegt werden. Dies erhöht den Anreiz für den Raucher, bei einem erneuten Versuch die nächste Vereinbarung genau einzuhalten. Geben Sie auf keinen Fall den Geldbetrag zurück, wenn der Raucher seine Ziele nicht erreicht hat.

Wenn es Ihnen unangenehm ist, den Geldbetrag zu behalten, können Sie mit dem Raucher übereinkommen, bei Nichteinhaltung der Vereinbarung, diesen auf das Konto einer Institution zu überweisen, gegen die der Raucher negativ eingestellt ist.

Weitere Unterstützung durch den Coach

Es ist nicht Ihre Aufgabe, Ihren Vereinbarungspartner zu kontrollieren. Vertrauen Sie seinen Angaben. Er ist für sich selber verantwortlich. Nörgeln und schimpfen Sie nicht, falls Ihr Vertragspartner sein Ziel nicht erreicht hat, sondern unterstützen Sie den aufhörwilligen Raucher auf seinem schwierigen Weg durch ermunternden Zuspruch.

Falls Sie zusätzlich zu den 20-minütigen wöchentlichen Treffen noch Zeit investieren möchten, um Ihren Vertragspartner zu stützen, wäre es hilfreich, wenn Sie mit ihm gemeinsame Aktivitäten unternehmen könnten. So könnten Sie z.B. ins Kino gehen, wenn Ihr Vereinbarungspartner eine ganze Woche nicht geraucht hat. Nach einem Monat des Nichtrauchens könnten Sie zusammen essen gehen etc.

Es wäre schön, wenn Sie Ihren Ex-Raucher noch bis 6 Monate nach dem Erreichen der Abstinenz betreuen könnten. Vereinbarungen und bekräftigendes Zureden auch nach dem Erreichen der Abstinenz haben sich als wirksam erwiesen, Rückfällen vorzubeugen.

Belohnungskarte

Bitte trennen Sie diese Belohnungskarte heraus und knicken Sie sie entlang der gestrichelten Linie! Stellen Sie die Karte an einem Ort Ihrer Wohnung auf, wo Sie Ihnen möglichst oft ins Auge fällt (z.B. auf dem Schreibtisch).

Wenn ich ein wichtiges Ziel auf dem Weg zur Abstinenz erreicht habe (z.B. Vereinbarung eingehalten, der erste erfolgreiche Tag als Nichtraucher, eine Woche ohne Zigarette, eine besonders schwierige, gemeisterte Situation), werde ich mich folgendermaßen belohnen:

1. _____

2. _____

3. _____

4. _____

5. _____

6. _____

7. _____

Woche 4: Sie entwickeln Bewältigungshilfen für kritische Situationen und lernen eine Entspannungstechnik kennen

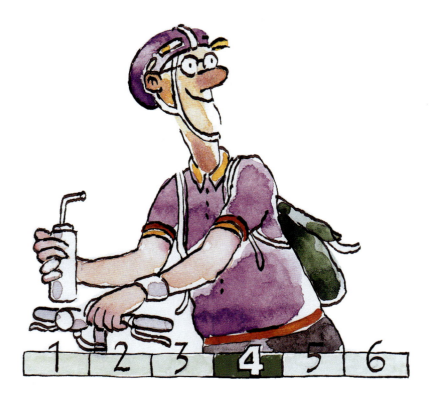

1 a Wenn Sie nicht mehr rauchen

Sie können sehr stolz auf sich sein! Sie sind jetzt schon seit ca. zwei Wochen Nichtraucher.

Mit jedem Nichtrauchertag sinken die speziellen, durch das Rauchen verursachten Gefahren für die Gesundheit. Inzwischen hat sich die Durchblutung des Körpers normalisiert. Der Sauerstoffspiegel im Blut ist wieder auf normale Höhe angestiegen, dadurch sind die Belastungen für den Kreislauf gesunken. Das Risiko für eine Herz-Kreislauferkrankung hat sich bereits jetzt etwas reduziert. Geruchs- und Geschmacksorgane funktionieren wieder besser. Ebenfalls verbessert hat sich die Lungenfunktion.

Beobachten Sie die positiven Veränderungen!

Manche körperlichen Veränderungen können Sie bereits jetzt beobachten. Ergänzen Sie die folgenden Beispiele um Ihre eigenen Beobachtungen:

Positive Veränderungen sind...

- Können Sie wieder besser riechen und schmecken?
- Sind Hände und Füße nicht mehr so kalt?
- Haben Sie seltener Kopfschmerzen?
- Fällt das Treppensteigen leichter?

- _____
- _____
- _____
- _____
- _____
- _____

Achten Sie auch in der kommenden Zeit bewusst auf solche positiven Veränderungen.

Denken Sie daran, sich weiter für Ihre Erfolge zu belohnen!

Belohnen Sie sich z.B. für jede weitere Woche ohne Zigarette für jede besonders schwierige Situation, die Sie überstanden haben oder für jede Versuchung, der Sie nicht erlegen sind!

Meine Belohnungen für die nächste Zeit:

1. _____

2. _____

3. _____

4. _____

5. _____

6. _____

7. _____

Halten Sie weiter Kontakt zu Ihrem Coach und schließen Sie eine neue Vereinbarung mit ihm ab.

Berichten Sie Ihrem Coach über Ihre Erfolge oder rufen Sie ihn an, wenn Sie sich in einer kritischen Situation befinden. Seine Unterstützung kann Ihnen helfen, eine solche Krise zu überwinden!

! Randbemerkung:
Wenn Sie nicht mehr rauchen, bitte auf Seite 105 weiterlesen.

1 b Wenn Sie immer noch rauchen

Haben Sie den Absprung noch nicht geschafft? Dann lassen Sie sich trotzdem nicht entmutigen! Geben Sie nicht auf, fangen Sie noch einmal von vorne an! Sie sollten erneut eine **Tageskarte** führen, auf der Sie alle Ihre Rauchsituationen protokollieren.

Sicherlich fallen Ihnen auch spontan viele Situationen ein, in denen Sie noch rauchen.

Überlegen Sie gewissenhaft für sich selbst:

Wagen Sie den Absprung nicht, weil Sie nicht wissen, wie Sie das Rauchen aufgeben können, oder fehlt die Entschlossenheit, den Wunsch zum Nichtrauchen auch mit zielstrebigen Schritten in die Tat umzusetzen?

Leiden Sie unter zu starken Entzugssymptomen? Macht Ihnen der Verzicht auf Zigaretten zu schaffen?

Entschließen Sie sich, in den nächsten 2 Wochen noch mehr Energie als bislang darauf zu verwenden, Nichtraucher zu werden! Räumen Sie diesem Ziel einen noch höheren Stellenwert als bislang ein. Machen Sie das Trainieren des Nichtrauchens zu einem Ihrer wichtigsten persönlichen Ziele in den nächsten Tagen.

Setzen Sie sich nochmals einen Aufhörtermin! Schieben Sie den Termin nicht zu weit auf, es ist der erste entscheidende Schritt zum Nichtrauchen.

Mein erster Nichtrauchertag ist am

Ich will von nun an Exraucher/-in sein!

Unterschrift

Hinweise und Anregungen, wie Sie weiter vorgehen können

Stellen Sie sich eine besondere Belohnung für den Tag in Aussicht, an dem Sie das erste Mal gar nicht geraucht haben!

**An meinem ersten Nichtrauchertag werde ich mich
folgendermaßen belohnen:**

_____

_____

_____

_____

_____

_____

Überlegen Sie sich für jede verbliebene Situation, in der Sie noch rauchen, eine Alternative. Schließen Sie für jede dieser schwierigen Situationen einen Vertrag ab und belohnen Sie sich besonders dann, wenn
Sie diese persönlich schwierigen Rauchsituationen gemeistert haben.
Schließen Sie Verträge mit Einsatz von Geldbeträgen oder anderen Vereinbarungen ab, die Sie wirklich anspornen. Es kann hilfreich sein, besondere Verträge für einzelne Tage oder Verträge über das Nichtrauchen
in ganz bestimmten Situationen abzuschließen, an denen Ihnen viel ge-
legen ist. Setzen Sie sich Belohnungen, die reizvoll für Sie sind. Bedenken Sie auch, wie viel Geld Sie bereits jetzt durch die Verringerung Ihres
Zigarettenverbrauches gespart haben!

Meine persönlichen Verträge für diese Woche:

_____

_____

_____

_____

_____

_____

Machen Sie sich nochmals bewusst, warum Sie das Rauchen aufgeben wollen. Was sind Ihre persönlichen Gründe, warum Sie Nichtraucher werden wollen, welche Ziele wollen Sie damit erreichen?

Schauen Sie sich noch einmal Ihre Motivationskarte an! Gerade auch in Versuchungssituationen ist es sehr hilfreich, wenn Sie sich Ihre Vorteile des Nichtrauchens vorstellen. Stellen Sie sich z. B. vor, wie es sein wird, wenn Sie den Tag ohne Husten und Kratzen im Hals beginnen, das Frühstück wieder besser schmeckt und die Haut straffer wird.

Oft ist es hilfreich, die Situation selbst zu ändern, in der Sie rauchen. Vielen fällt es z. B. besonders schwer, die Zigaretten nach dem Frühstück aufzugeben. Ein Frühstück kann aber auch ohne Zigarette schön sein, indem Sie z. B. etwas Abwechslung hineinbringen.

Sie können einen ungewohnten und reizvollen Brotaufstrich oder Aufschnitt wählen, sich eine besondere Zeitung zum Frühstück gönnen, als Abschluss eine außergewöhnliche Frucht essen usw.

2 Nutzen Sie medikamentöse Hilfen?

Wenn Ihnen die bisherige Medikation keine ausreichende Linderung der Entzugssymptomatik gebracht hat, wenn Sie weiterhin unter starkem Rauchverlangen leiden, prüfen Sie, ob Sie nicht doch zu einem anderen Präparat wechseln oder aber eine Kombinationsbehandlung ausprobieren wollen.

Wir möchten Sie ausdrücklich dazu ermuntern, das Rauchen im Lauf dieser Woche vollständig aufzugeben. Sehr wahrscheinlich werden Sie feststellen, dass Ihnen, wenn Sie diesen Entschluss erst einmal gefasst haben, das Nichtrauchen recht leicht fällt.

Es ist wichtig, dass Sie wirklich das Ziel haben, das Rauchen vollständig aufzustecken. Begnügen Sie sich nicht damit, täglich einige wenige Zigaretten zu rauchen, denn es hat sich in vielen Studien gezeigt, dass ein »reduziertes Rauchen« für die meisten Raucher auf Dauer nicht möglich ist.

3 Sie lernen eine Entspannungstechnik

Stress oder die Suche nach Entspannung ist für viele Raucher einer der wichtigsten Gründe, zur Zigarette zu greifen. Die Zigarette wird benutzt, um sich besser entspannen zu können. Werfen Sie nochmals einen Blick in Ihre Tageskarte und überprüfen Sie, wie oft das bei Ihnen der Fall war. Weil das Rauchen so häufig zum Abbau von Spannungen eingesetzt wird, ist es besonders wichtig, eine alternative Möglichkeit zur Entspannung zu lernen.

Wir möchten Ihnen deshalb jetzt ein Verfahren zur Entspannung vorstellen. Im Folgenden werden wir Ihnen helfen, dieses bekannte Entspannungsverfahren in seinen Grundzügen zu erlernen. Wenn Sie Interesse daran haben, ein solches Entspannungstraining weitergehend zu erlernen, dann empfehlen wir Ihnen den Besuch eines Kurses bei der Volkshochschule oder bei Ihrer Krankenkasse.

Das »Progressive Muskelrelaxationstraining nach Jacobson«

Dieses Training ist eines der am häufigsten angewendeten Verfahren zur Entspannung. Es gilt als das Verfahren, das am einfachsten zu erlernen ist. Dennoch müssen Sie beachten:

Jedes Entspannungsverfahren muss gelernt werden. Regelmäßiges Üben (2- bis 3-mal täglich) ist deshalb die wichtigste Voraussetzung für den Erfolg. Sie brauchen Geduld, bis sich der gewünschte Effekt einstellt und Sie das Entspannungsverfahren effektiv einsetzen können.

Sie lernen sich zu entspannen, indem Sie die Muskelgruppen Ihres Körpers zunächst anspannen und dann entspannen. Dadurch können Sie nicht nur wahrnehmen, wo im Körper die Anspannung steckt, aus dem Kontrast zur Anspannung lernen Sie gleichzeitig die Entspannungsreaktion.

Die einzelnen Muskelgruppen des Körpers werden dabei stufenweise durchgegangen, beginnend mit den Händen und Armen, danach Kopf und Schulterbereich, schließlich Rücken, Bauch und Beine. Je häufiger Sie üben, desto schneller stellt sich die Entspannungsreaktion ein. Am Ende werden Sie die einzelnen Muskelgruppen gar nicht mehr anspannen müssen, um Entspannung zu erreichen. In der folgenden Anleitung finden Sie genaue Angaben darüber, wie Sie vorgehen müssen.

Anleitung zum Jacobson-Entspannungstraining

- Wenn Sie zu Hause üben, suchen Sie sich zunächst einen ruhigen Raum. Legen Sie sich so bequem wie möglich hin und versuchen Sie, ein bis zwei Minuten ruhig und entspannt zu liegen. Wenn es für Sie angenehmer ist, können Sie auch im Sitzen entspannen. Achten Sie darauf, dass die Füße fest auf dem Boden aufstehen und die Beine in den Knien einen rechten Winkel bilden. Die Unterarme ruhen auf den Oberschenkeln und der Kopf fällt leicht nach vorn auf die Brust.
- Das Entspannungstraining besteht aus vier Übungsteilen. Beginnen Sie mit dem ersten Teil und nehmen Sie in den kommenden Wochen jeweils einen weiteren Teil hinzu. Üben Sie insgesamt nicht länger als 20 Minuten.
- Die Durchführung der einzelnen Übungsschritte erfolgt immer auf die gleiche Art und Weise: Der genannte Körperteil wird zunächst angespannt, so stark, wie Sie es gerade eben noch aushalten, und anschließend entspannt. Die Zeit der Anspannung sollte etwa 5 Sekunden, die Zeit der Entspannung etwa 15–20 Sekunden dauern. Dies sind Richtwerte, Sie werden schnell ein Gefühl dafür bekommen, welche zeitliche Verteilung Ihnen am angenehmsten ist.
- Lesen Sie sich vor dem Üben die jeweiligen Übungsschritte durch und prägen Sie sich die Schritte ein. Achten Sie bei jedem Übungsschritt jedes Mal auf die unterschiedlichen Empfindungen, die die Anspannung und die Entspannung hervorrufen. Achten Sie also zunächst auf das Gefühl der Anspannung, lassen Sie die Muskeln wieder locker werden und achten Sie dann auf das Gefühl der Entspannung.
- Wenn Ihnen einzelne Übungsschritte unangenehm sind, dann können Sie diese auch weglassen.
- Zählen Sie am Ende des Übungsprogramms in Gedanken von 4 bis 1, öffnen Sie die Augen, winkeln Sie die Arme an und strecken Sie sich. Stehen Sie langsam auf.

Entspannung der Arme

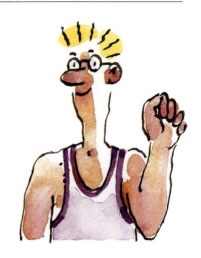

1. Rechte Faust ballen
   (einmal wiederholen)
2. Linke Faust ballen
   (einmal wiederholen)
3. Beide Fäuste ballen
4. Beide Ellenbogen beugen
   (einmal wiederholen)
5. Arme ausstrecken und auf die
   Unterlage (oder Hände auf die
   Stuhlkante) drücken (einmal
   wiederholen)

Zwischen den einzelnen Schritten immer die zuvor angespannte Körperpartie entspannen!

Entspannung des Gesichts mit Nacken, Schultern und oberem Rücken

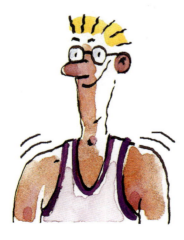

1. Stirn runzeln
2. Augenbrauen zusammenziehen
3. Augen zusammenkneifen
4. Zähne aufeinander beißen,
   Kiefermuskeln anspannen
5. Zunge gegen den Gaumen pressen
6. Lippen spitzen und zusammenpressen
7. Kopf auf die Unterlage drücken
   (im Sitzen Kopf ganz nach hinten
   drücken), Kinn auf die Brust
   drücken
8. Schultern hochziehen
9. Noch einmal Schultern hochziehen und nach vorn und zurück
   drehen

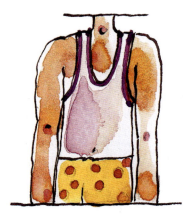

Entspannung der Brust, des Bauches und des unteren Rückens

1. Tief Luft holen und Atem anhalten (wiederholen)
2. Bauchmuskeln anspannen (wiederholen)
3. Bauch einziehen
4. Bauch einziehen, dann nach außen drücken, wieder einziehen
5. Rücken wölben und Gesäß von der Unterlage heben (im Sitzen: Rücken wölben) (wiederholen)

Entspannung der Lenden, Schenkel und Waden

1. Gesäß und Oberschenkel anspannen, dabei Fersen herunterdrücken
2. Knie und Schenkel anspannen
3. Wadenmuskeln anspannen, dabei Füße und Zehen nach unten pressen
4. Schienbeinmuskeln anspannen, dazu Füße nach oben drücken

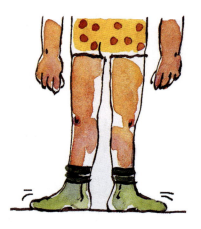

Wenn Sie den ganzen Körper durchgegangen sind, genießen Sie diesen entspannten Zustand für eine Weile. Sagen Sie mehrmals in Gedanken zu sich »ganz ruhig«. Wenn sich dieser Satz mit dem Gefühl der Entspannung verbindet, kann er Ihnen helfen, in Stresssituationen dem Rauchverlangen zu widerstehen.

4 Setzen Sie sich mit rückfallkritischen Situationen auseinander

Die kommende Woche ist die vorletzte Woche der psychologischen Raucherentwöhnungsbehandlung. Sehr wahrscheinlich werden Sie festgestellt haben, dass es Situationen gibt, in denen Ihnen das Nichtrauchen relativ leicht fällt. Sie werden jedoch auch erlebt haben, dass Ihnen in anderen Situationen Ihre Standfestigkeit als Nichtraucher zu einer Herausforderung wurde. Daher ist es wichtig, sich speziell für solche Momente zu rüsten, Versuchungssituationen in Gedanken vorwegzunehmen, zu erfassen und sich Entgegnungen auf solche möglichen kritischen Situationen zu überlegen.

Stellen Sie sich erlebte und vorweggenommene Versuchungssituationen vor und schreiben Sie sie auf:

> **Gefährliche Situationen sind:**
>
> _____
>
> _____
>
> _____
>
> _____
>
> _____
>
> _____

Um mit Versuchungssituationen besser umgehen zu können, ist es wichtig, sich schon vorher Bewältigungshilfen zu überlegen, die man anwenden kann, wenn man sich in einer kritischen Situation befindet. Viel schwieriger und damit auch gefährlicher ist es, sich etwas zu überlegen, wenn man bereits in der Situation steckt. Deshalb raten wir Ihnen, sich Ihre ganz persönlichen Bewältigungshilfen aufzuschreiben und immer wieder zu vergegenwärtigen. Dies gibt Ihnen in kritischen Situationen mehr Sicherheit.

Es gibt viele unterschiedliche Bewältigungsstrategien, die Sie einsetzen können. Im Folgenden werden einige Beispiele angeführt:

- Sie suchen sich einen Ersatz für das Rauchen: Etwas kauen (Karotte), etwas lutschen (z.b. scharfe Pfefferminzbonbons), etwas trinken, die Hände beschäftigen.
- Sie betätigen sich körperlich: Spazieren gehen, Rad fahren, Gartenarbeit usw.
- Sie lenken sich durch eine angenehme Tätigkeit ab.
- Sie vermeiden Situationen, in denen Sie sich sehr unsicher fühlen.
- Sie gehen kurz aus der Situation bis das Verlangen schwächer wird.
- Sie bitten rauchende Freunde, Familienmitglieder, Kollegen um Rücksicht.
- Sie versuchen, sich zu entspannen.
- Sie denken an die Belohnung, die Ihnen winkt, wenn Sie erfolgreich sind.
- Sie nehmen Kontakt mit dem Coach oder anderen Nicht- oder ehemaligen Rauchern auf.
- Sie vergegenwärtigen sich Ihre Gründe für das Aufhören.
- Sie denken an die positiven gesundheitlichen Folgen des Nichtrauchens.
- Sie denken daran, dass Sie Ihren bisherigen Erfolg nicht gefährden wollen.

Die Beispiele sind als Anregung gedacht. Suchen Sie sich für jede kritische Situation Ihre passende Bewältigungsstrategie!

Welche möglichen Bewältigungsstrategien fallen Ihnen ein? Notieren Sie alle, auch solche, die Sie bei Kollegen, Bekannten oder Freunden schon erlebt haben:

Meine Bewältigungsstrategien	
Die Situation	**Was ich tun kann**

Und wenn es doch zu einem Rückfall kommt?

Noch haben Sie es nicht ganz geschafft. Je länger Sie jedoch dabei bleiben, desto geringer ist die Gefahr des Rückfalls. Die Statistiken sagen, dass Sie in den ersten drei Monaten Ihrer Abstinenz ganz besonders gefährdet sind. Doch wie bei vielem gilt: Man darf sich durch Rückschläge nicht aufhalten oder entmutigen lassen. Der Weg ist schwer zu gehen, doch Beharrlichkeit und Zähigkeit, auch beim zweiten oder dritten Versuch, helfen Ihnen hier ganz entscheidend weiter.

Geben Sie nicht auf, fangen Sie noch einmal von vorne an!
(Lars Gustafsson)

Zusammenfassung

Dies waren unsere Ziele in der vierten Behandlungswoche:

- Sie haben sich in dieser Woche ganz bewusst mit möglichen »rückfallkritischen« Situationen auseinandergesetzt und haben sich viel Mühe gemacht, Bewältigungsstrategien zu finden.
- Üben Sie das Jacobson-Entspannungstraining; üben Sie regelmäßig, vielleicht stellen sich jetzt schon spürbare Erfolge ein!
- Schließen Sie eine neue Vereinbarung ab, und belohnen sie sich für Ihre Erfolge!
- Wenn Sie sich für eine medikamentöse Entwöhnungshilfe entschieden hatten: Nutzen Sie sie weiterhin regelmäßig.

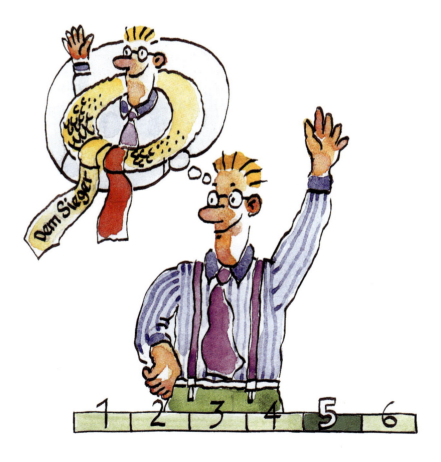

1 Wenn Sie nicht mehr rauchen

Herzlichen Glückwunsch zu Ihrem hervorragenden Erfolg! Haben Sie sich dafür schon selbst belohnt? Auch wenn Sie es geschafft haben, das Rauchen aufzugeben: Schließen Sie weiterhin Verträge oder Vereinbarungen ab, um sich für Ihr Nichtrauchen zu belohnen! Damit besteht für Sie eine zusätzliche Motivation, die Ihnen hilft, das Nichtrauchen besser abzusichern. Sicherlich freuen Sie sich über Ihren Erfolg, und Sie haben allen Grund dazu!

Damit das Nichtrauchen aber nicht zu einer möglicherweise alltäglichen Selbstverständlichkeit wird, die für Sie an Reiz verliert, sollten Sie Vereinbarungen über Ihnen zustehende Belohnungen treffen. Solche Vereinbarungen können Sie auch mit sich selbst treffen.

Ein gutes Vorgehen ist es, Vereinbarungen über Belohnungen für das Nichtrauchen mit einer immer längeren Laufdauer abzuschließen. Besonders dann, wenn Sie sich noch unsicher in Ihrem Nichtrauchen fühlen, sollten Sie kurzfristige Verträge abschließen, die nur über wenige Tage gehen und nach denen Ihnen eine Belohnung zusteht, wenn Sie nicht geraucht haben. Wenn sich das Nichtrauchen zunehmend verfestigt hat, sollten Sie dann Vereinbarungen treffen, die sich auf längere Zeiträume beziehen. So können Sie sich eine schöne Belohnung für den Tag in Aussicht stellen, an dem Sie bereits 4 Wochen nicht mehr rauchen, eine weitere Belohnung, wenn Sie z. B. 3 Monate Nichtraucher sind usw. Wenn Sie Belohnungen festlegen, bedenken Sie immer, wie viel Geld Sie durch Ihr Nichtrauchen gespart haben und sparen werden!

Ihr persönlicher Notfall-Rückfall-Krisenplan

Überlegen Sie kurz, wie viele Versicherungen Sie schon abgeschlossen haben. Sicher gehen Sie nicht davon aus, dass Ihnen alle möglichen Unglücke widerfahren werden. Dennoch wollen Sie sich für den unwahrscheinlichen Fall absichern.

So sollten Sie es auch mit Ihrer Tabakabstinenz halten: Versuchen Sie sich für den Fall abzusichern, dass etwas Unvorhergesehenes Ihre Abstinenz gefährdet. Eine mögliche Hilfe könnte die Ausarbeitung eines persönlichen Notfall-Rückfall-Krisenplanes sein. Versuchen Sie, für die nachfolgend genannten Situationen Lösungen auszuarbeiten.

Persönlicher Rückfall-Krisenplan
— Für alle Fälle —

Meine Schritte bei einem ein- oder mehrmaligen Ziehen an einer Zigarette

- _____
- _____
- _____
- _____
- _____
- _____
- _____

Meine Schritte nach dem Rauchen einer oder mehrerer Zigaretten

- _____
- _____
- _____
- _____
- _____
- _____
- _____

Meine Schritte bei einem Rückfall in die alten Rauchgewohnheiten

- _____
- _____
- _____
- _____
- _____
- _____
- _____

2 Wenn Sie heute noch rauchen

Sie haben Ihren Zigarettenkonsum bislang vielleicht schon erheblich eingeschränkt. Dies stellt schon eine beachtliche Leistung, auch im Dienste der Gesundheit, dar.

Eventuell tragen Sie sich mit dem Gedanken, das Rauchen nun nicht mehr ganz aufzugeben, sondern eingeschränkt und kontrolliert weiterzurauchen. Es gibt jedoch nur äußerst wenige Raucher, denen es gelingt, über einen längeren Zeitraum derart kontrolliert zu rauchen. Dies ist kein Wunder, denn die Verführung mehr zu rauchen, kann schnell wieder sehr groß werden. Bei den meisten steigt der Zigarettenverbrauch nach kurzer Zeit wieder stark an, und alle Mühe war umsonst. Wir raten Ihnen deshalb: Schränken Sie das Rauchen nicht nur ein, sondern setzen Sie sich auf jeden Fall das Ziel, gänzlich Nichtraucher zu werden.

Stellen Sie das Rauchen so bald wie möglich ein. Nehmen Sie sich z.B. vor, ab morgen klar und entschlossen nicht mehr zu rauchen. Sie können dann ab sofort auch medikamentöse Hilfen anwenden. Dadurch brauchen Sie die Entzugserscheinungen nicht zu fürchten. Es kommt vorrangig auf Ihre Bereitschaft und Entschlossenheit an, ab sofort auf das Rauchen zu verzichten.

Wenn Sie zögern, diesen Schritt zu machen, machen Sie sich noch einmal die Gründe ganz deutlich, warum Sie Nichtraucher werden wollen. Wie viel liegt Ihnen noch daran?

Machen Sie sich Notizen zu Ihren Überlegungen. Vielen hilft es, solche Notizen immer dann zu machen, wenn gerade der Wunsch aufkommt, eine Zigarette zu rauchen. Motivieren Sie sich auch nochmals, indem Sie mit einem Bekannten, der nicht raucht, über das Rauchen sprechen.

Meine Gründe, Nichtraucher zu werden, sind:

Schließen Sie jetzt wirksame Verträge ab. Setzen Sie Geldbeträge ein, deren Verlust Ihnen wirklich unangenehm wäre, oder verpflichten Sie sich zu Dienstleistungen, die Sie wirklich ungern erbringen würden. Bestimmen Sie eine reizvolle Belohnung für Ihren ersten Tag als Nichtraucher. Wenn Sie zurzeit noch rauchen und sich etwas in Ihnen gegen solche Verträge und Vereinbarungen sträubt, dann beantworten Sie sich einmal ganz ehrlich die Frage: »Kann es sein, dass ich solche Vereinbarungen auch deshalb nicht schließen will, weil ich spüre, dass diese ziemlich wirksam wären?« Wenn Sie Verträge nicht abschließen wollen, weil diese spürbar in Ihr Rauchverhalten eingreifen würden, sollten Sie nochmals Ihre Motivation überprüfen, Nichtraucher zu werden.

Wenn Sie das Gefühl haben, dass Ihnen immer wieder einige besonders schwierige Situationen zum Verhängnis werden, dann schließen Sie für solche Situationen besondere Vereinbarungen ab. Sie haben eine Belohnung wirklich verdient, wenn Sie es schaffen, in einer für Sie besonders schwierigen Situation nicht zu rauchen! Vermeiden Sie notfalls auch solche Situationen für eine Übergangszeit. Machen Sie sich deutlich: Es kommt in der nächsten Zeit vor allem darauf an, den Sprung zum Nichtrauchen zu schaffen und sich an das Nichtrauchen zu gewöhnen. Um sich daran gewöhnen zu können, müssen Sie diesen Schritt erst einmal machen.

Lernen kann man etwas nur, indem man es tut, und nicht dadurch, dass man es vermeidet. Daher sollten Ihnen auch Mittel recht sein, die Ihnen vielleicht ungewöhnlich erscheinen, Ihnen jedoch in der ersten Zeit als Nichtraucher behilflich sind!

Zusammenfassung

Dies waren unsere Ziele in der fünften Behandlungswoche:
Wenn Sie nicht mehr rauchen: Belohnen Sie sich für Ihre Abstinenz!
Wenn Sie noch rauchen:

- Überprüfen Sie Ihren Abstinenzwunsch!
- Schließen Sie neue Verträge.
- Gehen Sie dieses Programm ruhig noch einmal von Anfang an durch.

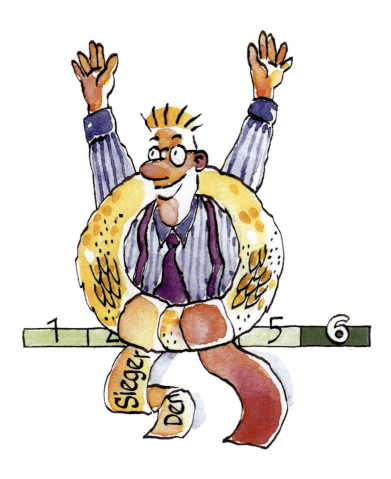

Sie haben während des Raucherentwöhnungskurses viel erreicht. Wenn Sie es geschafft haben, Nichtraucher zu werden, haben Sie allen Grund, stolz auf sich zu sein. Aber auch, wenn es Ihnen gelungen ist, während der letzten Wochen Ihren Zigarettenverbrauch deutlich zu reduzieren, ist das ein Erfolg, über den Sie sich freuen dürfen.

1 Wenn Sie nicht mehr rauchen

Gehen Sie nicht einfach zur Tagesordnung über. Die Erfahrung hat gezeigt, dass es wichtig ist, das Nichtrauchen zu festigen, um Rückfälle zu vermeiden. Die folgenden Vorschläge sollen Ihnen helfen, sich vor Rückfällen zu schützen:

- Schließen Sie langfristig weitere Vereinbarungen ab.
- Belohnen Sie sich mit etwas Besonderem, wenn Sie eine bestimmte Zeit (4 Wochen, 3, 6 oder 12 Monate) Nichtraucher geblieben sind.
- Verpflichten Sie sich zur Zahlung eines spürbaren, sich steigernden Geldbetrags für jede Zigarette, die Sie doch wieder rauchen.
- Rechnen Sie damit, dass Sie öfter in Versuchung kommen werden, wieder zu rauchen. Sagen Sie sich in einer solchen Situation, dass dies der Moment ist, auf den es ankommt, und dass Sie auf jeden Fall stark bleiben.
- Loben Sie sich dann innerlich, in dieser Situation Nichtraucher geblieben zu sein.
- Halten Sie auch weiterhin Kontakt zu Ihrem Coach.
- Teilen Sie ihm Ihre Erfolge, aber auch mögliche Misserfolge mit.
- Vertreten Sie nicht nur passiv, sondern aktiv und selbstbewusst Ihre neue Rolle als Nichtraucher.
- Sie brauchen nicht militant aufzutreten, machen aber nach außen deutlich, dass Sie nun Nichtraucher sind und auch zu bleiben gedenken. Dies ist vor allem in Situationen hilfreich, in denen andere Sie zum Rauchen verleiten wollen.
- Lernen Sie, sich bewusst zu entspannen. Dann brauchen Sie auch in Situationen, in denen Sie nervös und unruhig sind, nicht zur Zigarette zu greifen. Nutzen Sie die Möglichkeiten, die das Entspannungstraining bietet.

• Beachten Sie auch weiterhin die Ernährungstipps. Sie vermeiden damit eine unnötige Gewichtszunahme und unterstützen den positiven Effekt des Nichtrauchens auf Ihre Gesundheit.

Wenn es doch zu einem Rückfall kommt, bedenken Sie:

Rückfall heißt nicht gleich Misserfolg! Wenden Sie gleich nach den ersten Zigaretten, die Sie geraucht haben, die im Kurs gelernten Techniken wieder an:

• Füllen Sie eine Tageskarte und eine Registrierkarte aus.
• Bestimmen Sie einen neuen Nichtrauchertag.
• Belohnen Sie sich für einen erneuten Erfolg.

Zur medikamentösen Behandlung

Nach dem Ende der ersten sechs Wochen als »neuer« Nichtraucher sollten Sie, falls Sie Nikotinersatzmittel genutzt haben, diese nicht sofort absetzen, sondern sich allmählich darauf einstellen, die tägliche Dosis zu verringern. Insgesamt ist es empfehlenswert, die Behandlung über einen Zeitraum von 3 Monaten aufrechtzuerhalten. Damit haben Sie eine wichtige Unterstützung in der schwierigsten Zeit.

Wenn Sie Nikotin-Pflaster anwenden, dann wäre es sinnvoll, ab dem Ende der 6. Woche seit dem Rauchstopp mit der Verringerung der Nikotindosis zu beginnen. Dies kann aber auch später in Angriff genommen werden, wenn Sie sich noch nicht sicher fühlen. Verwenden Sie hierzu für ca. 2–3 Wochen Nikotin-Pflaster der nächstkleineren Stärke. Nach diesem Zeitraum setzen Sie für weitere 2–3 Wochen das Pflaster der geringsten Stärke ein.

Auch den Nikotin-Kaugummi können Sie nun allmählich immer seltener anwenden. Achten Sie in den kommenden Wochen darauf, dass die zeitlichen Abstände zwischen den einzelnen Kaugummianwendungen immer größer werden. Bis zum Ende der ersten drei Monate benützen Sie damit immer weniger Kaugummis und sind danach »nikotinfrei«.

Für die Nikotin-Tablette gilt Ähnliches wie für den Nikotin-Kaugummi: Achten Sie darauf, allmählich die Dosis zu reduzieren, verwenden Sie immer weniger, bis Sie schließlich »nikotinfrei« sind.

Wenn Sie zuvor sehr viele Zigaretten pro Tag geraucht haben und wenn Sie sehr stark abhängig sind, lassen Sie sich bei der Reduktion etwas mehr Zeit, Sie verbessern damit Ihre langfristigen Erfolgschancen! Wenn Sie sehr stark abhängig waren und weiterhin noch unter gelegentlich auftretendem Rauchverlangen leiden, können Sie die Behandlung im Notfall auch fortsetzen. Sie ist im Vergleich mit dem Rückfall immer noch das geringere Übel.

Zur Behandlung mit Bupropion

Laut Herstellerempfehlung ist die Behandlung mit Bupropion insgesamt für die Dauer von 8–10 Wochen durchzuführen. Danach kann Bupropion ohne vorherige Reduktion abgesetzt werden.
Im Einzelfall (starke Rückfallgefährdung) kann eine Fortsetzung der Einnahme erwogen und nach Rücksprache mit dem behandelnden Arzt vorgenommen werden.

Zur Behandlung mit Vareniclin

Die Behandlung mit Vareniclin sollte nach zwölf Wochen beendet werden. Bei einem Therapieerfolg und bei weiterbestehender Abstinenzunsicherheit kann im Einzelfall eine Fortsetzung der Behandlung für weitere zwölf Wochen erwogen werden. Diese Entscheidung soll der Raucher in Abstimmung mit seinem Arzt treffen.

2 Wenn Sie immer noch rauchen

Versuchen Sie in der kommenden Woche nochmals, eine Nullvereinbarung zu treffen.
Wenn Ihnen dies misslingt oder noch zu schwierig erscheint, ist das noch kein Grund aufzugeben! Bedenken Sie, dass Sie während des Kurses Techniken gelernt haben, die Sie jederzeit selbstständig weiter anwenden können.
Arbeiten Sie dieses Programm noch einmal von Anfang bis Ende durch. Berücksichtigen Sie dabei die Erfahrungen, die Sie während des ersten Durchgangs gemacht haben.

- Führen Sie die Registrierkarte weiter.
- Führen Sie nochmals eine Tageskarte. Achten Sie dabei besonders auf schwierige Situationen.
- Ergänzen und erweitern Sie die Motivationskarte. Machen Sie sich nochmals deutlich, was Ihre Gründe sind, Nichtraucher zu werden.
- Treffen Sie Vereinbarungen über Ihre Vorsätze.
- Belohnen Sie sich für Ihre Erfolge.
- Überprüfen Sie, ob nicht eine andere Medikation oder höherdosierte Nikotinsubstitution Ihnen mehr helfen könnte.

Zusammenfassung

Dies sind die abschließenden Ziele des Programms:

Wenn Sie nicht mehr rauchen:
- Gehen Sie nicht zur Tagesordnung über, wenden Sie das Gelernte an!
- Reduzieren Sie in den nächsten Wochen die Nikotinersatzmittel, die Sie eventuell zu Ihrer Unterstützung eingesetzt haben, beachten Sie die Anwendungsregeln für Bupropion und Vareniclin.

Wenn Sie noch rauchen:
- Treffen Sie in der kommenden Woche nochmals eine Nullvereinbarung!
- Arbeiten Sie dieses Programm nochmals durch!

**Sie können es auf jeden Fall schaffen,
Nichtraucher zu werden und zu bleiben!**

Vereinbarung

Hiermit treffe ich:

mit Herrn/Frau:

folgende Vereinbarung (Zutreffendes ankreuzen):

☐ **Ich verpflichte mich, ab dem** _____ **nicht mehr zu rauchen!**

☐ **Ich verpflichte mich, weiterhin nicht mehr zu rauchen!**

☐ Ich hinterlege Euro _____ gegen Quittung bei meinem Coach, die ich zurückerhalte, wenn ich die Abstinenz einhalte. Gelingt mir dies nicht, fällt dieser Betrag an meinen Coach.

☐ Ich hinterlege bei meinem Coach einen Gutschein über folgende Dienstleistung:

Wenn ich die Vereinbarung einhalte, erhalte ich den Gutschein zurück.

Falls ich die Vereinbarung verletze, erbringe ich am

_____ um _____ Uhr die vertraglich festgelegte Dienstleistung.

Wenn ich mein Ziel erreicht habe, werde ich mich folgendermaßen belohnen:

In meinem eigenen Interesse werde ich wahrheitsgetreue Angaben machen.

_____   _____
Ort   Unterschrift

_____   _____
Datum   Unterschrift Coach

Vereinbarung

Hiermit treffe ich:

mit Herrn/Frau:

folgende Vereinbarung (Zutreffendes ankreuzen):

☐ **Ich verpflichte mich, ab dem** _____ **nicht mehr zu rauchen!**

☐ **Ich verpflichte mich, weiterhin nicht mehr zu rauchen!**

☐ Ich hinterlege Euro _____ gegen Quittung bei meinem Coach, die ich zu-rückerhalte, wenn ich die Abstinenz einhalte. Gelingt mir dies nicht, fällt dieser Betrag an meinen Coach.

☐ Ich hinterlege bei meinem Coach einen Gutschein über folgende Dienst-leistung:

Wenn ich die Vereinbarung einhalte, erhalte ich den Gutschein zurück.

Falls ich die Vereinbarung verletze, erbringe ich am

_____ um _____ Uhr die vertraglich festgelegte Dienstleistung.

Wenn ich mein Ziel erreicht habe, werde ich mich folgendermaßen belohnen:

In meinem eigenen Interesse werde ich wahrheitsgetreue Angaben machen.

Ort	Unterschrift
Datum	Unterschrift Coach